Störungen systemisch behandeln

CARL-AUER

Störungen systemisch behandeln
Band 14

Herausgegeben von
Hans Lieb und Wilhelm Rotthaus

Rüdiger Retzlaff

Zwangsstörungen von Kindern und Jugendlichen

Zweite Auflage, 2024

Reihe »Störungen systemisch behandeln«, Band 14
hrsg. von Hans Lieb und Wilhelm Rotthaus
Reihendesign: Uwe Göbel
Redaktion: Veronika Licher
Umschlag und Satz: Heinrich Eiermann
Printed in Germany
Druck und Bindung: CPI books GmbH, Leck

MIX
Papier | Fördert gute Waldnutzung
FSC® C083411

CPI klimaneutral
Mehr Bäume.Weniger CO_2

Zweite Auflage, 2024
ISBN 978-3-8497-0314-1 (Printausgabe)
ISBN 978-3-8497-8203-0 (ePUB)

Bibliografische Information der Deutschen Nationalbibliothek:
Die Deutsche Nationalbibliothek verzeichnet diese Publikation
in der Deutschen Nationalbibliografie; detaillierte bibliografische
Daten sind im Internet über http://dnb.d-nb.de abrufbar.

Informationen zu unserem gesamten Programm, unseren
Autoren und zum Verlag finden Sie unter: https://www.carl-auer.de/
Dort können Sie auch unseren Newsletter abonnieren.

Carl-Auer Verlag GmbH
Vangerowstraße 14 • 69115 Heidelberg
Tel. +49 6221 6438-0 • Fax +49 6221 6438-22
info@carl-auer.de

Inhalt

Vorwort der Herausgeber

Ursprünglich ein querdenkendes Außenseiterkonzept, hat sich der systemische Ansatz heute in vielen Bereichen der Therapie und der Beratung theoretisch wie praktisch etabliert. Auch Vertreter anderer Schulen bereichert er mittlerweile in ihrer Arbeit. Die Etablierung eines Paradigmas birgt für dieses selbst aber auch Risiken, weil sie stets mit der Verfestigung von Denk- und Handlungsgewohnheiten einhergeht. Die Reihe *Störungen systemisch behandeln* stellt sich vor diesem Hintergrund zwei Herausforderungen: Nichtsystemischen Behandlern und Vertretern anderer Therapierichtungen soll sie komprimiert und praxisorientiert vorstellen, was die systemische Welt im Hinblick auf bestimmte Störungsbilder zu bieten hat. Innerhalb der Systemtherapie steht sie für eine neue Phase im Umgang mit dem Konzept von »Störung« und »Krankheit«.

Historisch gesehen war einer ersten Phase mit erfolgreichen Konzepten zu Krankheitsbildern wie Schizophrenie, Essstörungen, psychosomatischen Krankheiten und affektiven Störungen eine zweite Phase gefolgt, die geprägt war von einem gezielten Verzicht oder einer definitiven Ablehnung aller Formen störungsspezifischer Codierungen. In jüngerer Zeit wenden sich manche Vertreter der systemischen Welt wieder störungsspezifischen Konzepten und Fragen zu – und werden von anderen dafür deutlich attackiert. Diese neue Welle ist bedingt durch die Anerkennung der Systemtherapie als wissenschaftliches Heilverfahren, durch den Antrag auf deren sozialrechtliche Anerkennung und nicht zuletzt dadurch, dass viele im klinischen Sektor systemisch arbeitende Kollegen täglich gezwungen sind, sich zu störungsspezifischen Konzepten zu positionieren.

Die systemische Welt hat hierzu einiges anzubieten. Die Reihe *Störungen systemisch behandeln* will zeigen, dass und wie die Systemtheorie mit traditionellen diagnostischen Kategorien bezeichnete Phänomene ebenso gut und oft besser beschreiben, erklären und mit hoher praktischer Effizienz behandeln kann. Sie verfolgt dabei zwei Ziele: Zum einen soll systemisch arbeitenden Kollegen das große Spektrum theoretisch fundierter und praktikabler systemischer Lösungen für einzelne Störungen zugänglich gemacht werden – ohne das Risiko, die eigene systemische Identität zu verlieren, im besten Fall sogar mit dem Ergebnis einer gestärkten systemischen Identität. Gleichzeitig soll nicht-systemischen Behandlern und Vertretern anderer Schulen das umfangreiche systemische Material an Erklärungen, Behandlungskonzepten und praktischen Tools zu verschiedenen Störungsbildern auf kompakte und nachvollziehbare Weise vermittelt werden.

Verlag, Herausgeber und Autoren bemühen sich, einerseits eine für alle Bände gleiche Gliederung einzuhalten und andererseits kreativen systemischen Querdenkern die Freiheit des Gestaltens zu lassen.

An die Stelle der Abgrenzung und der Konkurrenz zwischen den verschiedenen Therapieschulen ist heute der Austausch zwischen ihnen getreten. Die Reihe »Störungen systemisch behandeln« versteht sich als ein Beitrag zu diesem Dialog.

Dr. Hans Lieb, Dr. Wilhelm Rotthaus

1 Einleitung

1.1 Zwänge im Leben von Kindern und Jugendlichen

Bei Zwangsstörungen gibt es in der Regel eine ausgeprägte interaktionelle Einbettung der Symptomatik, was sie für systemische Therapeuten besonders interessant macht.

Einer der ersten Patienten, den ich überhaupt gesehen habe, war ein Mann mit einem auffälligen Waschzwang. Er wurde in einer psychosomatischen Klinik behandelt, in der ich zu Beginn meiner Tätigkeit als Psychologe hospitierte. Seine Frau konnte er nur berühren, wenn er sie zuvor mit Sagrotan desinfiziert hatte. Rasch fiel mir auf, dass es ihm keinerlei Schwierigkeiten bereitete, jüngeren Mitpatientinnen nahezukommen und sie in den Arm zu nehmen. Trotz der einzeltherapeutischen Orientierung der Fachklinik war es offensichtlich, dass seine Zwänge nicht allein innerpsychisch zu verstehen waren, sondern eine Metapher für Besonderheiten seiner Partnerschaftsbeziehung darstellten. Bei Kindern wirken Zwangssymptome zunächst meist recht harmlos - die Schuhe werden exakt »geparkt«, ein Schüler macht seine Hausaufgaben super genau und benötigt für deren Erledigung sehr lange, oder ein Mädchen besteht auf einem ausführlichen Gute-Nacht-Ritual, das sich lange hinzieht. Verständlicherweise sind viele Eltern zunächst der Auffassung, diese Verhaltensweisen würden sich mit der Zeit von alleine legen. Manchmal werden allerdings schon jüngere Kinder von Zwängen sehr gequält:

Vor etwa drei Monaten fiel uns auf, dass Martin morgens immer so müde war ... wir waren überrascht, als wir eine Stunde nach dem »Einschlafen« leise die Tür öffneten und beobachteten, wie der kleine Kerl verzweifelt im Zimmer herumrannte und wieder und wieder kontrollierte, ob alle Stifte richtig lagen, die Kleidung exakt auf dem Stuhl hing und alle Bücher im Schulrucksack waren ... er war völlig fertig, und wir waren sehr erschüttert, dass wir dies erst jetzt bemerkten.

Zwangskrankheiten chronifizieren leicht. Sie können das gesamte Leben des Kindes prägen und eine erhebliche Belastung für das Familienleben darstellen. Wenn Zwänge lange bestehen, fallen sie mitunter sehr drastisch aus und dominieren den Alltag:

Karl kam sehr häufig zu spät in die Schule, weil er weit über eine Stunde für das Ankleiden benötigte. Er konnte sich einfach nicht entscheiden, welche Hose er anziehen sollte. Er probierte die eine Hose, zog sie wieder aus, um eine andere zu probieren, über eine geschlagene Stunde hinweg. Auf dem Wege in die Schule »durfte« er auf keinen Fall auf die Ritzen treten und in der Schule wurde er von seinen Freunden verspottet, weil er immer einen Schritt zurückging, wenn er versehentlich auf eine Türschwelle getreten war, um sie dann auf die »richtige Art« zu überschreiten.

Für viele Kinder sind ihre Symptome schambesetzt. Sie fürchten, nicht normal zu sein, und verschweigen die Inhalte ihrer Zwangsbefürchtungen, weil diese anstößig sind (»Du könntest jemanden verletzen wollen«, »Du könntest mit Kindern Sex haben wollen ...«). Nicht selten offenbaren Kinder oder Jugendliche ihre Zwänge deshalb erst mit großer Verzögerung.

In extremen Fällen dominieren die Zwänge das Leben des Kindes und seiner Familie fast vollständig. Aus Furcht, sich zu verunreinigen, wird das eigene Zimmer nicht mehr verlassen, das morgendliche Reinigungsritual in der Dusche nimmt mehrere Stunden in Anspruch. Oder ein Kind verharrt regungslos auf dem Weg in die Schule, weil es nicht weiß, ob es den rechten oder den linken Fuß vorsetzen soll. Manche Kinder üben regelrecht Terror aus, wenn sich Eltern oder Geschwister nicht an die vom Zwang vorgegebene Ordnung halten – wenn etwas »falsch« auf den Tisch gestellt wird, wenn der kleine Stiefbruder das Handy oder die Mütze anfasst oder der Vater bei der Heimkehr nicht beim Gehen leise genug auftritt und mucksmäuschenstill läuft. Manchmal wird lautstark damit gedroht, handgreiflich zu werden, wenn die Zwangsordnung von den Familienmitgliedern nicht akribisch befolgt wird.

Kathi gelang es, in der Schule ihre Zwänge zu unterdrücken. Daheim bestand sie auf einer peinlich genauen Ordnung und verlangte vom Vater, dass dieser bei der Heimkehr von der Arbeit nicht das leiseste Geräusch machte und nicht zu riechen war. Selbst der leiseste Schritt auf dem Boden war Anlass für extrem heftiges Geschrei und wütende Forderungen, er möge dies unterlassen. Die Eltern hatten sich lange bemüht, es ihr recht zu machen und ihren Forderungen zu entsprechen, die aber immer extremer geworden waren. Gingen ihre Eltern und ihre jüngere Schwester nicht auf sie ein, gab es extrem heftigen Protest. Vater und Mutter waren ratlos. Kathi hingegen war fest von ihrer Forderung überzeugt, die Eltern müssten halt alles so machen, wie sie es verlangte, dann würde sie schon Ruhe geben.

Intensivere Zwangssymptome schränken das Leben betroffener Kinder bzw. Jugendlicher und ihrer Angehörigen erheblich ein und verursachen ein hohes Ausmaß an Leid. Obwohl diese Verhaltensweisen von außen absurd erscheinen, fühlen sich das Kind oder der Jugendliche und seine Angehörigen genötigt, den »Tanz um das Symptom« fortzusetzen.

Ein problem- bzw. symptomorientierter Betrachtungsfokus wäre zu eng gewählt: Zwänge sind mehr als der Ausdruck eines innerpsychischen Geschehens oder ein fehlgeleitetes Verhalten; sowohl der Personen- als auch der Ortskontext sind von Bedeutung. Zwänge sind häufig ortsgebunden oder treten in Anwesenheit bestimmter naher Angehöriger auf. Wie andere Symptome auch lassen sie sich besser unter Berücksichtigung des interpersonellen Kontextes verstehen, innerhalb dessen sie auftreten (Combrinck-Graham 1989; Wachtel 1987).

Der siebenjährige Norbert lebte in einer Patchwork-Familie mit seinen beiden jüngeren Halbschwestern. Die Wohnverhältnisse waren recht beengt und das Familienleben von Spannungen geprägt. Norbert litt an einem Kontrollzwang und einem Waschzwang. Hatte eine seiner Stiefschwestern mit seinem geliebten Hasen gespielt, in seiner Abwesenheit sein Zimmer betreten oder mit seinem iPod gespielt, reagierte er mit intensivem Händewaschen, zum Teil bis diese blutig waren, und intensiven Kontrollen, ob der Hasenstall auch wirklich sicher verschlossen war.

An anderen Orten oder in Anwesenheit bestimmter Personen gelingt es dagegen sehr viel leichter, das Zwangsverhalten zu lassen. Bei günstiger affektiver Rahmung – wenn man sich sehr wohl fühlt, weil der Freund oder ein Elternteil da ist, zu dem eine gute Beziehung besteht, oder wenn man einer Lieblingsaktivität nachgeht und man sich entsprechend gut fühlt - verliert der »Zwang« oft seine Macht. Der Faktor Zeit ist für das Verständnis von Zwangsymptomen ebenfalls bedeutsam: Bei manchen Kindern fluktuieren die Zwänge, sind während der Ferien fast vergessen, melden sich aber mit Beginn der Schulzeit in alter Stärke wieder. Bei anderen jungen Patienten verschlechtert sich die Symptomatik über die Zeit, anderen gelingt es, sie eine Zeit lang wegzuschieben. Aus therapeutischer Sicht ist es spannend zu erfahren, wann es Ausnahmen vom »Zwangs-«Verhalten gibt und was dazu beiträgt, stärker zu sein als die Symptome.

Die Inhalte von Zwangsgedanken und -handlungen variieren. Gemeinsamer Nenner der verschiedenen Symptome ist eine geringe Toleranz für innere Anspannung und unliebsame Gefühle. Ausgeprägte Zwänge mögen für Außenstehende befremdlich wirken. Sie basieren jedoch auf nachvollziehbaren psychologischen Prozessen, die allen Menschen potenziell gegeben sind.

Um scheinbar »abweichendes«, »psychopathologisches« Verhalten verstehen zu können, hilft es, allgemeine Grundsätze der Entwicklungspsychologie zu beachten. Bei Kindern im Alter von vier bis sechs Jahren lässt sich beobachten, wie sie mit großer Begeisterung Bauklötze, Legosteine und andere Objekte sortieren und nach Formen und Farben ordnen, was ihnen eine große Befriedigung verschafft. Ein Legostein mit der »falschen« Farbe fühlt sich nicht gut an und wirkt fehl am Platz. Vielleicht kann dieses Verhalten als ein Relikt aus der Zeit der Jäger und Sammler verstanden werden, in der unermüdliches Sammeln von Beeren, ohne aufhören zu können, einen Überlebensvorteil hatte.

Kinder lieben kleine und große Alltagsrituale: das abendliche Vorlesen beim Zubettgehen mit Gutenachtkuss, das allwöchentliche sonnabendliche Baden mit anschließendem gemeinsamen Anschauen des Samstagabendfilmes, spirituelle Rituale wie Gebete und Fürbitten und natürlich jahreszeitliche Rituale. Diese ritualisierten Abläufe vermitteln ein Gefühl von Sicherheit und Geborgenheit und wirken Kinderängsten entgegen. Vor einer wichtigen Klassenarbeit, einem Referat oder bei einer Verabredung mit einem Jungen oder Mädchen ziehen Jugendliche gerne ihre Lieblingskleidung an, einfach weil sie sich dann irgendwie gut fühlen. Auch Erwachsene haben ihre kleinen

Alltagsrituale. Sie prüfen beispielsweise auf dem Weg zur Arbeit: »Kaffeemaschine ist aus, Licht ist aus, Türe ist zu, Tasche und Schlüssel hast du bei dir.« In sicherheitsrelevanten Bereichen wie Rettungsdiensten, beim Fliegen oder beim Sportklettern helfen Checklisten, die beim Prüfen der Instrumente bzw. der Ausrüstung abgehakt werden, um Fehler zu vermeiden. Viele Menschen neigen gelegentlich zu ritualisierten Verhaltensweisen oder haben magische Gedanken, die an Zwänge erinnern. Für die meisten Menschen gehört das Zähneputzen zum regelmäßigen morgendlichen und abendlichen Ritual. Unterlässt oder vergisst man das Zähneputzen, vielleicht weil man es ausnahmsweise besonders eilig hat, erzeugt dies ein leichtes Unbehagen – es fühlt sich irgendwie nicht richtig an. Genau dieses Gefühl eines inneren Dranges ähnelt dem, was Kinder erleben, die eine Zwangshandlung absichtlich unterlassen sollen.

Der Verhaltensforscher Konrad Lorenz wurde für seine Arbeit über das Verhalten von Graugänsen bekannt. Diese folgen dem ersten Wesen, das sie nach dem Schlüpfen erblicken, im gegebenen Fall einem bärtigen Zoologen, der in seinem Haus am Starnberger See Verhaltensforschung betrieb. In einem seiner Bücher (Lorenz 1963) beschrieb er, wie er die Entwicklung einer Art Zwangsstörung live beobachten konnte. Eine seiner begabteren Graugänse wackelte morgens regelmäßig die große Treppe seiner Villa herab und hielt auf dem Treppenabsatz inne, um aus dem Fenster zu spähen und zu prüfen, dass kein Fuchs oder anderes gefährliches Tier in der Nähe lauerte. Nach erfolgter Kontrolle marschierte sie dann in Ruhe den Rest der Treppe hinab. Eines Tages beobachtete Lorenz, wie die besagte Graugans vergaß, am Treppenabsatz nach draußen zu blicken. Fast am Ende der Treppe angelangt, bemerkte sie ihren Fehler, watschelte panikerfüllt wieder hinauf, spähte einmal, dann ein zweites Mal aus dem Fenster, begann wieder hinabzulaufen, nur um erneut ein weiteres Mal hinaufzulaufen, aus dem Fenster zu spähen, bis sie nach vier Durchgängen dann einigermaßen beruhigt ihren Weg fortsetzen konnte. Von Stund an wiederholte sie tagein, tagaus dieses »Zwangsritual« und blickte nicht wie gewohnt einmal aus dem Fenster, sondern lief immer mehrfach von der unteren Treppenhälfte zum Treppenabsatz hinauf, um sich ganz sicher zu sein, dass es keine Bedrohung gab.

Auch wenn bei der Übertragung von Beobachtungen aus der Tierforschung auf Menschen Vorsicht geboten ist, hier ein analoges Beispiel aus dem Humanbereich:

Nach dem Abitur besuchte ich eine Mitschülerin, die bereits den Führerschein gemacht hatte und mich zu einer Spritztour in dem schicken VW Käfer Cabriolet einlud, den sie von ihrem Bruder leihen durfte. Bei der Fahrt über Land bemerkte ich, dass sie wiederholt an die gelöste Handbremse langte, um nach ein, zwei Minuten dies zu wiederholen. Auf meine Frage, was sie da mache, schmunzelte sie verlegen. Ihr Bruder habe sie gebeten, ja nicht mit angezogener Bremse zu fahren. Vor ein paar Wochen aber hatte sie einen brenzligen Geruch bemerkt – sie war doch mit angezogener Bremse gefahren. Ihr Bruder war fürchterlich sauer geworden und hatte ihr eingeschärft, dies ja nicht wieder zu tun, andernfalls würde er das Cabrio nicht mehr verleihen. Von da an habe sie sich immer doppelt und dreifach versichert, dass die Bremse wirklich gelöst war. Seither ertappte sie sich immer wieder dabei, wie sie dieses Rückversicherungsritual quasi unabsichtlich wiederholt ausführte.

Redundante Verhaltensweisen und Abläufe in Systemen werden in der klassischen Kybernetik als *Regeln* definiert (Watzlawick, Beavin u. Jackson 1969). Regeln oder Gewohnheiten machen das Leben überschaubarer und erleichtern viele routinemäßige Abläufe. Ein starres Festhalten an überkommenen Routinen wird jedoch rasch kontraproduktiv. Lebende Systeme sind von einem permanenten Wandel geprägt; der Versuch, sich gegen einen solchen Wandel zu stemmen, produziert Dysfunktion und Symptome. Zwangssymptome können als Versuch verstanden werden, mit Spannung und Unsicherheit umzugehen. Viele Schwierigkeiten – Ängste, Verunsicherungen, Spannungsgefühle, Unlust, Ärger, Scham, Eifersucht oder Groll und andere Verstimmungen – sind Teil des Lebens. Erst ein ungünstiger Umgang mit ihnen lässt sie zu Symptomen heranwachsen. An sich ist es sinnvoll, sich Sicherheit verschaffen oder Spannung loswerden zu wollen. Übertreibt man es jedoch damit, kann dies einengen und zu einem Korsett werden. Kleine und große Menschen mit Zwangssymptomen versuchen, sich Sicherheit oder Freiheit von unlustvoll erlebter Spannung zu verschaffen, indem sie wiederholt kontrollieren oder grübeln - doch wie viel Kontrolle ist genug? In einem alten Studenten-Cartoon war ein Mann in einem Schraubstock abgebildet, der erklärte: »Also, ich sehe das so: Was ich an Freiheit verliere, gewinne ich an Sicherheit!« Dazu passt der Ausspruch von Benjamin Franklin[1]: »Wer die Freiheit aufgibt, um Sicherheit zu gewinnen, wird am Ende beides verlieren« (Übers.: R. R.).

Der Lösungsversuch kann rasch zu einem Problem werden. Als Beispiel für dieses Muster beschrieb Watzlawick (1983) in seiner *Anleitung zum Unglücklichsein* einen Mann, der in einem fort in die Hände klatscht, wenn man will: zwanghaft.

Auf die Frage, was er denn da mache, antwortet er: »Elefanten vertreiben!« »Aber es sind doch keine da?« »Sehen Sie, es funktioniert!«, lautet die Antwort, und das Händeklatschen wird natürlich fortgeführt.

Auch der bekannte Sketch von Loriot *Das Bild hängt schief* veranschaulicht dieses Prinzip: Ein Vertreter nimmt im Wartezimmer eines vornehm möblierten Hauses Platz. Er bemerkt in dem makellos eingerichteten Raum ein Bild, das leicht schief hängt. Beim Versuch, es gerade zu hängen, stößt er jedoch gegen ein anderes Bild, stößt beim Versuch, dieses wieder aufzuhängen, gegen eine Vitrine, die umstürzt usw. Der fortwährende Versuch, Dinge »in Ordnung zu bringen«, führt nur dazu, dass das Zimmer mehr und mehr im Chaos versinkt - ein Paradebeispiel für das Prinzip, wie das Muster »Mehr desselben« zu einem Problem werden kann. Auch Therapeuten neigen gelegentlich zu einem »Mehr-desselben-Muster«, wenn sie rigide an Ideen und therapeutischen Lösungsversuchen festhalten, obwohl diese nicht funktionieren. Das präsentierte Problem wird womöglich noch verfestigt.

1.2 Nicht immer sind Symptome eine Lösung

In der Systemischen Therapie wird zum Teil recht dogmatisch die Auffassung vertreten, Symptome seien immer Lösungen und könnten stets als Ressource betrachtet werden. Tatsächlich können Zwangsgedanken und -rituale einen Versuch darstellen, eine Lösung für einen

1 http://franklinpapers.org/framedVolumes.jsp

inneren oder äußeren Konflikt oder den Umgang mit unliebsamen Spannungen zu finden. Doch dieser Lösungsversuch funktioniert nur kurzfristig und kann erhebliche negative Auswirkungen haben, wenn starr an ihm festgehalten wird. Analog zu allergischen Reaktionen, die eine überschießende Abwehrreaktion des Körpers im Sinne einer positiven Feedbackschleife auf schädliche Reize darstellen, gibt es auch überschießende Reaktionen der Seele, die ins Leere laufen - Lösungsversuche können so in Sackgassen führen. Ein nützliches Reframing besteht darin, Zwangssymptome als einen Lösungsversuch zu werten, der früher angemessen war, aber in der Gegenwart überholt ist und kontraproduktiv wirkt. Neben positiven Umdeutungen - der Zwang als die Fähigkeit, super genau und super ordentlich zu sein, - können auch negative Umdeutungen von Nutzen sein (Bandler u. Grinder 1985): beispielsweise der Zwang als »Souffleur, der einem immer wieder falsch vorsagt«, oder der Zwang als »Gast, der sich dauerhaft breitgemacht hat«.

1.3 Übergangsphasen im Leben

Zwangssymptome treten häufig erstmals nach großen Lebensereignissen und in Umbruchsituationen im Lebenszyklus auf: wenn Kinder eingeschult werden, wenn die ersten Einladungen kommen, bei Freunden zu übernachten, im Zusammenhang mit der psychosexuellen Reifung, der Aufnahme intimer Kontakte mit der ersten Freundin oder dem ersten Freund, nach einem Umzug oder einer Migration. Wie bereits erwähnt, haben Zwangssymptome eine hohe beziehungsgestaltende Wirkung. Ein Kind, das eine eher schwache Position innehatte, kann mit den Zwangssymptomen leicht eine Position vermeintlicher Stärke einnehmen. Entscheidend ist die Passung zwischen den Eltern und dem Kind. Viele Eltern wissen nicht, wie sie ein Kind unterstützen können, verrennen sich ihrerseits in untauglichen Lösungsversuchen, entweder indem sie die Probleme bagatellisieren, die Symptome übersehen und sich einreden, diese seien nicht so tragisch, oder indem sie unangemessene autoritäre Forderungen stellen. Manche Eltern lassen sich von der Angst anstecken und fürchten sich davor, zu verlangen, das Kind möge sich konsequent gegen seine Zwänge stellen.

1.4 Familiengeschichten als Schlüssel eines verstehenden Zugangs

Systemische Therapeuten behandeln nicht primär Symptome, sondern unterstützen kleine und große Menschen in spezifischen Lebenskontexten, ihr Leben so zu gestalten, dass Symptome aufgehoben werden. Die Familiengeschichten sind oft ein Schlüssel zu einem tieferen Verständnis der Symptomatik (Minuchin, Nichols a. Lee 2007). Gerade bei Zwangssymptomen werden häufig wichtige Details zur Familiensituation erst deutlich, nachdem sich die Symptome zumindest zum Teil zurückgebildet haben.

Eine siebzehnjährige Jugendliche wurde von ihrem Vater wegen eines ausgeprägten Waschzwanges vorgestellt. Das Zwangsritual wurde insbesondere durch den Geruch frisch gemähten Rasens und den Anblick von Wäsche ausgelöst. Nach der Scheidung der Eltern war sie entgegen ihren Wünschen beim Vater geblieben, obwohl sie lieber zur Mutter wollte, die sich jedoch ganz ihrer neuen Partnerschaft widmete. Zunächst war ihr Leben gut verlaufen. Inzwischen hatte die Mutter mit ihrem neuen, netten Partner ein Kind und lebte an einem weiter entfernten Ort. Der Vater dagegen war latent depressiv und einsam, was dazu führte, dass die Tochter für ihn eine überwertige emotionale Bedeutung bekam. Sie fühlte sich verantwortlich für ihn und übernahm die Rolle einer Hausfrau, die auch die Wäsche machte und mithalf, wo sie konnte. Eigentlich wünschte sie sich, zur Mutter zu ziehen, was aber wegen des erforderlichen Schulwechsels wenig praktikabel war. Außerdem wollte sie den Vater nicht enttäuschen. Sie ärgerte sich, wenn der Vater den nach Benzin riechenden Rasenmäher im Waschkeller parkte und die Wäsche dann stank. Eigentlich hatte sie überhaupt keine Lust, seine schmutzige Wäsche zu waschen, traute sich aber nicht, dies offen auszusprechen.

1.5 Systemische Therapie - eine Standortbestimmung

Die systemische Familientherapie versteht menschliches Verhalten im Kontext des familiären und sozialen Umfeldes und des größeren soziokulturellen Kontextes. Familien entwickeln im Laufe der Zeit bestimmte

Regeln, Bilder und eine gemeinsam geteilte Sicht der Wirklichkeit, die das Denken, Erleben und Handeln leiten. Diese Bilder können einengen, wenn sie den sich wandelnden Anforderungen des Lebenszyklus nicht mehr gerecht werden und Handlungsspielräume der einzelnen Angehörigen zu sehr einschränken. Familien verfügen über ein großes Potenzial, ihr Leben zu meistern, Krisen zu überstehen und neue Entwicklungsschritte zu machen. Das Ziel der systemischen Behandlung besteht in der Veränderung der Beziehungsstruktur und der inneren Landkarte des Familiensystems und der einzelnen Angehörigen (Schweitzer et al. 2007). Der Therapeut erforscht mit der Familie oder dem Klienten ihre persönliche Geschichte und rekonstruiert gemeinsam, welche Bedeutung dem Auftreten von Symptomen beigemessen wird. Mithilfe von lösungsorientierten Fragen werden Ausnahmen vom Problemverhalten erkundet. Durch die zirkuläre Fragemethode und gezielte Interventionen erhalten die Klienten Anregungen und Änderungsimpulse. Der Therapeut hilft, Beziehungen zu klären, die Balance von Geben und Nehmen auszugleichen, Rollenzuweisungen zu hinterfragen, eingefahrene Interaktionsweisen zu verändern und Grenzen und Aufgaben in der Familie neu auszuhandeln. Zu den typischen Interventionen der Familientherapie zählen u. a. Aufgaben und paradoxe Verschreibungen, Rituale und nonverbale Techniken wie beispielsweise Familienskulpturen. Das Grundziel ist dabei stets, der Familie zu helfen, ihre eigenen Ressourcen wiederzuentdecken und mehr Handlungsspielraum zu gewinnen (Retzlaff 2002, 2005).

1.6 Argumente für eine systemische Perspektive bei der Behandlung von Zwängen

Unter Psychotherapeuten unterschiedlicher Verfahren gilt die Behandlung von kleinen und großen Patienten mit Zwängen als eine Herausforderung, vermutlich weil die Klienten oft erst zur Therapie erscheinen, wenn die Beschwerden bereits chronifiziert sind und sich der Tanz um das Symptom verfestigt hat.

Die psychodynamische Therapie arbeitet nicht primär symptomorientiert, sondern auf der Basis eines breiteren Fallverständnisses. Die Leitlinie der *Arbeitsgemeinschaft der Wissenschaftlichen Medizi-*

nischen Fachgesellschaften (AWMF) (2021) zu Zwangskrankheiten bei Kindern und Jugendlichen empfiehlt kognitive Verhaltenstherapie, Familieneinbezug und eine medikamentöse Therapie mit selektiven Serotonin-Wiederaufnahme-Inhibitoren. Eine verhaltenstherapeutische Behandlung gilt somit für die Behandlung von Zwängen von Kindern und Jugendlichen als bewährtes Therapieverfahren, insbesondere wenn mit Exposition und Reaktionsverhinderung gearbeitet wird. Dennoch gelten die beiden genannten Techniken als unerlässlicher Teil einer erfolgreichen Behandlung. Eine Expositionsbehandlung wird jedoch von einer beträchtlichen Zahl kleiner Patienten und ihrer Eltern abgelehnt. Die Zahl der Abbrecher und *Nonresponder* der Klienten, die nicht auf die Intervention ansprechen, ist beträchtlich. Dies gilt für Kinder und Jugendliche, aber auch für Erwachsene (Ambühl u. Meier 2003; Fydrich, Ertle u. Lathmann 2013). Ein erheblicher Teil betroffener Patienten wird somit durch das leitlinienbasierte Verfahren nicht oder nur bedingt erreicht.

Bei ausgeprägten Zwangssymptomen kann eine medikamentöse Therapie hilfreich sein und eine Musterunterbrechung ermöglichen. Nach Absetzen der Medikation erleiden ohne psychotherapeutische Behandlung 80 % einen Rückfall (Ambühl u. Meier 2003); es ist ernüchternd festzustellen, dass »[…] bei einem großen Anteil von Patienten keine klinisch signifikante Besserung mit etablierten verhaltenstherapeutischen und pharmakologischen Maßnahmen zu erreichen ist« (Wewetzer u. Wewetzer 2014; S. 110).

In der Körpermedizin gilt es als vorteilhaft, wenn nicht nur ein Heilmittel, sondern mehrere alternative Behandlungsmethoden zur Verfügung stehen. Piacentini et al. (2011) bemängelten, dass es neben etlichen methodisch weniger stringenten Therapiestudien zur kognitiv-behavioralen Therapie bei Zwängen zu wenige randomisierte kontrollierte Therapiestudien (Typ-1-Studien) gibt. Insbesondere wurden kaum Studien mit einer hinreichend großen Teilnehmerzahl und einer aktiven Psychotherapieform als Vergleich zur kognitiv-behavioralen Therapie (KVT) durchgeführt.

Ein wichtiges Argument für eine systemische Perspektive besteht darin, dass Eltern und Geschwister erheblich unter den Zwangssymptomen des Kindes leiden und dankbar sind, wenn sie eine kompetente

Unterstützung erfahren. Die Bedeutung der Familie für die Behandlung von Kindern und Jugendlichen mit Zwängen wird von Vertretern anderer Therapieverfahren allgemein anerkannt. Für die Therapie ist nicht nur die Beziehung des Kindes zu seinem Problem wichtig, sondern auch die Beziehung der Eltern zum Problem des Kindes. Gerade bei Zwangssymptomen ist die interaktionelle Einbettung des Familiensystems sehr ausgeprägt. Häufig werden Patienten nach einer intensiven stationären Behandlung von auf Expositionen spezialisierten Fachkliniken mit dem Hinweis entlassen: »Wenn Ihr Kind doch einen Rückfall erleiden sollten, dann machen Sie bitte eine systemische Familientherapie!« Die Familie ist ein entscheidendes Unterstützungssystem für die Behandlung. Viele Kinder und Jugendliche geben nach ersten Erfolgen zu früh auf und profitieren sehr davon, wenn die Eltern als Team hinter ihnen stehen und helfen, das Vermeiden zu vermeiden und sich der vermeintlichen Gefahr und der Spannung auszusetzen.

Ein weiteres Argument für eine systemische Herangehensweise bei der Behandlung von Kindern mit Zwängen ist der häufig anzutreffende Umstand, dass sowohl ein Kind als auch ein Elternteil an Zwangssymptomen leiden.

1.7 Der Nutzen störungsspezifischer Erkenntnisse in der Systemischen Therapie

Lange Zeit wurden in der Tradition der Anti-Psychiatrie-Bewegung Diagnosen von systemischen Therapeuten primär als soziales Konstrukt verstanden und nicht als eine Beschreibung objektivierbarer Merkmale einer Person. Aus dem Wunsch heraus, Menschen nicht auf Defizite festzulegen, werden Diagnosen üblicherweise hinterfragt und mit zirkulären Fragen »verflüssigt«, um ihren relationalen Charakter und die Prozesshaftigkeit von diagnostischen Zuschreibungen zu verdeutlichen (Schweitzer u. von Schlippe 2014).

Eine Diagnosestellung hat soziale Folgen, die nachteilig sein können; dies gilt umgekehrt aber auch für den Verzicht auf eine Diagnose (Grunebaum u. Chasin 1980). Diagnosen sind nicht an und für sich gut oder schlecht (Spitczok von Brisinski 1999). Die Palo-Alto-Gruppe (Fisch, Weakland u. Segal 1987) unterschied Probleme, bei denen »aus einer Mücke ein Elefant gemacht wird« und zu viel über Nichtigkeiten gesprochen wird, statt zu handeln, und Problemen, bei denen das Nicht-Reden über eine ernst zu nehmende Schwierigkeit diese schlimmer werden lässt. Bei Kindern mit Zwängen stellt oft das Schweigen - und nicht das Reden - über die Zwangssymptome ein Problem dar. Die Kinder oder Jugendlichen schämen sich, verstehen nicht, was los ist, wollen aber normal sein und erzählen ihren Eltern meist wenig von ihren Nöten. Manche Eltern nehmen allerdings die Symptome nicht ernst und bagatellisieren diese, statt dagegen etwas zu tun.

Von ihrem Grundverständnis her behandeln systemische Therapeuten keine Krankheiten im engeren Sinne, sondern setzen an Menschen an, die eine bestimmte Lebens- und Familiengeschichte haben und in einen konkreten nahen und weiteren sozialen Kontext eingebunden sind. Sie unterstützen das Potenzial von Klienten zur Selbstorganisation bei der Überwindung von Sackgassen und Symptomen. In den Vierzigerjahren des letzten Jahrhunderts führte Gordon Allport (1962) die Unterscheidung zwischen einer ideografischen und einer nomethetischen Vorgehensweise in der Psychologie ein. Bei einer ideografischen Vorgehensweise steht eine einzelne Person im Mittelpunkt, mit ihren besonderen Merkmalen, ihren Verhaltensweisen und ihrer Lebensgeschichte. Die therapeutische Vorgehensweise wird gemeinsam unter Berücksichtigung der Einzigartigkeit der Person des Patienten maßgeschneidert entwickelt. Relevante Fragen sind unter anderem: »Was macht diesen besonderen Jugendlichen aus, der vor mir sitzt? Welche Besonderheiten zeichnen diese Familie aus? Welche Metapher für seine oder ihre Lebens- und Beziehungswelt könnten die Zwangssymptome darstellen? Was sind die redundanten Lösungsversuche, welche die Probleme aufrechterhalten? Welche Reaktionen der Eltern auf die Zwangssymptomatik sind günstig, welche tragen eher zu deren Fortbestehen bei?«

Eine nomethetische Vorgehensweise dagegen fokussiert die Gemeinsamkeiten, die bei verschiedenen Menschen mit einer Störung wie zum Beispiel Zwängen bestehen. Daraus werden Aussagen abgeleitet, wie man diese Gruppe von Personen insgesamt unterstützen kann. Gemeinsamkeiten von vielen Kindern und Jugendlichen mit Zwängen wären beispielsweise eine Neigung zu Übergenauigkeit und

Perfektionismus, ein hohes Anspruchsniveau, eine geringe Fehlertoleranz, ein Streben nach Sicherheit auf kognitivem Wege u. a. m. Der nomothetische Zugang entspricht stärker einem vergleichenden empirischen Wissenschaftsverständnis, der ideografische Weg eher einem verstehenden hermeneutischen Zugang (Fraenkel 1995).

Im Wissenschaftszweig der Simulation komplexer Systeme gibt es eine Unterscheidung zwischen einem Bottom-up-Vorgehen - das Simulationsmodell eines Systems wird aus den einzelnen verfügbaren Variablen rekonstruiert, die nach und nach zu einem Gesamtbild zusammengefügt werden - gegenüber einem Top-down-Vorgehen, bei dem zunächst Annahmen auf einer Makroebene gesetzt werden, aus denen heraus dann die Prozesse auf den unteren Ebenen abgeleitet werden (Deutsch u. Fritsch 1980). Wir können also versuchen, vom Teil aus betrachtet das Ganze zu verstehen, oder auf das Ganze schauen und die Ebene der Teile erschließen oder beides miteinander verbinden.

Die Debatte um das Für und Wider einer störungspezifischen oder störungsunspezifischen Vorgehensweise basiert auf einem Scheinwiderspruch. Menschen mit Zwängen - oder mit einer Magersucht, einer Angststörung usw. - haben bestimmte Gemeinsamkeiten, und das therapeutische Vorgehen berücksichtigt bestimmte übergreifende Prinzipien. Jeder einzelne Klient mit Zwängen, jedes von einer Zwangsstörung eines Kindes oder Jugendlichen betroffene Familiensystem weist einzigartige Merkmale, Prozesse und Entwicklungsgeschichten auf, deren Beachtung für die Behandlung unerlässlich ist. Eine verstehende, einzelfallorientierte, »ideografische« Vorgehensweise und eine nomethetische Vorgehensweise, die das allgemeine Wissen über Zwangsstörungen nutzt, ergänzen sich. Ein systemisches Behandlungsmanual muss beiden Ebenen gerecht werden und darf Patienten nicht übergestülpt werden. Allgemeine Prinzipien und Techniken, die sich als wirksam erwiesen haben, müssen mit den Patienten und ihren Angehörigen abgestimmt und auf den jeweiligen Fall maßgeschneidert werden[2].

2 Dies beschreibt schon ein Auszug aus Goethes Gedicht *Epirrhema* (Eibl 1987):
»Müsset im Naturbetrachten
immer eins wie alles achten:

Generell gilt eine störungsspezifische Vorgehensweise, die in eine breitere Behandlungsstrategie eingebettet ist, in den meisten psychotherapeutischen Richtungen als Voraussetzung für eine wirksame Therapie von Zwangsstörungen (Ambühl u. Meier 2003). In der Richtlinie des *Gemeinsamen Bundesausschusses (G-BA)* über die Durchführung der Psychotherapie wird eine Orientierung an allgemeinen, empirisch gesicherten Erkenntnissen über die Behandlung spezifischer Störungen verlangt. Für jeden einzelnen Patienten muss jedoch immer ein eigenes Störungs- und Behandlungs- oder Lösungsmodell entwickelt werden, das die individuelle Geschichte berücksichtigt.

Die in diesem Buch zusammengestellten erfahrungsbasierten Aussagen über die Behandlung von Kindern und Jugendlichen mit Zwängen haben also den Charakter allgemeiner Empfehlungen und Maximen. Es geht nicht um eine Vorgehensweise nach dem Prinzip *Malen nach Zahlen*, im Sinne einer vorab festgelegten sequenziellen Vorgehensweise: »Arbeite die Punkte 1, 2, 3 usw. nacheinander ab ...!« Vielmehr werden eher allgemeine Heurismen angeboten, etwa: »Wenn die Zwangssymptome etwas hartnäckiger sind, verwende deutlich mehr spielerische und aktionsorientierte Techniken aus dem Pool a, b, c, ... x, y, z!«

Die Position des Therapeuten entspricht der eines kundigen Bergführers, der das Land der Zwänge gut kennt und vielen Kindern und Jugendlichen geholfen hat, es hinter sich zu lassen und ins Land der Freiheit zu gelangen. Es gibt viele Wege, die gewählt werden können, aber auch einige Abwege: Wer ans Ziel kommen will, darf nicht zu lange zögern und darüber reden, wie es wäre, wenn man sich auf den Weg gemacht hätte. Bevor es leichter vorangeht, wird erst einmal über einen oder mehrere Bergpässe zu wandern sein. Wer hocken bleibt, kommt nicht weiter. Manche Abgründe bereiten möglicherweise Angst, sind aber bei genauerem Hinsehen interessante Formationen, die eine Erkundung lohnen. Wer sich innerlich sicher fühlt und einen guten Kontakt zu seinem Körper hat, tut sich leichter als jemand, der im Kopf in einem fort über Gefahren grübelt. Streit in der Mannschaft ist für die Stimmung und das Weiterkommen meist abträglich.

Nichts ist drinnen, nichts ist draußen;
denn was innen, das ist außen.«

Es geht besser voran, wenn das Bergwanderteam Mut macht und einlädt, gangbare Wege zu beschreiten, auch wenn sie vielleicht neu sind oder viel Ausdauer verlangen.

2 Klinisches Erscheinungsbild

2.1 Charakterisierung von Zwangssymptomen

Zwänge sind charakterisiert durch eine exzessive Furcht vor belastend erlebten inneren Erfahrungen oder externalen realen Situationen sowie eine Vermeidung dieser Erfahrungen (Carr 2009, 2018).

> »Zwangsstörungen bestehen aus aktiven Vermeidungsreaktionen mit unkontrollierbaren kognitiven oder motorischen Ritualen. Die kurze Erleichterung nach einer Zwangshandlung erhält diese aufrecht, und Stress und Angst gehen den Zwangssymptomen, die als Vermeidungsreaktion verstanden werden, voraus« (Birbaumer u. Schmidt 2010, S. 732).

Neben Zwangshandlungen und Zwangsgedanken gibt es Zwangsimpulse, zwanghafte Persönlichkeitszüge und allgemeinere zwanghafte Verhaltensweisen, die nicht unbedingt Symptomwert haben.

Zwangsstörung (n = 55, Mehrfachnennungen möglich)	
Zwangsgedanken	**Prozent**
Befürchtungen bzgl. Schmutz, Keimen, Umweltgiften	41,8 %
Befürchtungen, dass Schlimmes geschieht	20,0 %
Gedanken bzgl. Symmetrie, Ordnung	20,0 %
Verbotene aggressive oder sexuelle Gedanken	25,5 %
Ekel vor Kot, Ausscheidungen	12,7 %
Magisches Denken	10,9 %
Furcht, andere zu verletzen	12,7 %
sonstige Zwangsgedanken	25,5 %
keine Zwangsgedanken	7,3 %

Zwangshandlungen	**Prozent**
Wasch- und Reinigungszwänge	69,1 %
Kontrollzwänge	36,4 %
Rituale zur Kontaktvermeidung mit Schmutz	23,6 %
Wiederholungszwänge	20,0 %
Ordnungszwänge	20.0 %
Zählzwänge	18,2 %
Berührzwänge	14,5 %
sonstige Zwangshandlungen	29,1 %
keine Zwangshandlungen	3,6 %

Tab. 1: Inhalte von Zwangsgedanken und Zwangshandlungen bei Kindern und Jugendlichen (Jans, Walitza u. Warnke 2008)

2.2 Zwangsgedanken

Zwangsgedanken lassen sich unterscheiden in Zwangsideen und -befürchtungen (z. B. die Sorge, etwas falsch gemacht zu haben, oder die Befürchtung, irgendetwas Schlimmes könnte geschehen). Bestimmte Themen kommen häufiger vor, insbesondere solche mit sexuellen Inhalten (z. B. vielleicht homosexuell zu sein, ohne es zu wissen; jemanden sexuell belästigen zu können), mit aggressiven Impulsen (z. B. die Schwester mit der Schere zu verletzen) oder Grübelzwänge (z. B. ob man jemanden mit dem Rad unmerklich gestreift hat, der dabei zu Schaden gekommen sein könnte). Oft bestehen anhaltende Zweifel (z. B. die Unsicherheit, ob man wirklich gut für einen Test vorbereitet ist oder doch etwas übersehen hat), Zählzwänge (z. B. bei Treppenstufen oder bei vorbeifahrenden Autos) und Wiederholungen (bestimmte Gedanken werden gebetsmühlenartig wiederholt).

Bei Zwangsgedanken handelt es sich überwiegend um Befürchtungen vor Schmutz, Blut, Sperma, Keimen, Umweltgiften, um die

Befürchtungen, etwas Schlimmes könne geschehen, etwa Unfälle, Krankheiten, Todesfälle, um anstößige aggressive oder sexuelle Gedanken, um Ekel vor Ausscheidungen, magisches Denken - beispielsweise die Sorge, etwas Böses könne passieren, wenn man auf eine Ritze tritt, ohne Stoßgebete zu sprechen, - und die Furcht, andere verletzen zu können. Bei älteren Jugendlichen und Erwachsenen kommen Gedanken über Religion hinzu (etwa über die Existenz Gottes, moralische Haltungen und Glaubenssätze).

Kinder und Jugendliche mit Zwangsgedanken sind »besessen« von der Befürchtung, sie könnten etwas falsch gemacht oder gegen wichtige soziale Regeln verstoßen haben. Sie fürchten, jemandem einen Schaden zuzufügen oder in eine unerträglich peinliche Situation zu geraten. Obwohl in den meisten Fällen die Unsinnigkeit dieser Gedanken erkannt wird, können die Gedanken nicht beendet werden, sondern drängen sich »zwanghaft« auf.

In psychiatrischen Begrifflichkeiten handelt es sich zum Teil um inhaltliche Denkstörungen (sich immer wieder aufdrängende Denkinhalte) sowie um formale Denkstörungen (Perseveration, Gedankenkreisen, Gedankenarmut im Sinne einer Einengung auf wenige Denkinhalte bis hin zu überwertigen Ideen zum Beispiel der *idée fixe*: »Wenn Gott existiert, dann könnte er mich strafen, wenn ich etwas falsch mache. Deshalb muss ich versuchen, alles richtig zu machen ...«). Das besondere Merkmal von Zwangsgedanken ist weniger der Inhalt, sondern die Art und Weise, wie sich diese Gedanken aufdrängen und dass sie nicht leicht beendet werden können.

2.3 Zwangshandlungen

Zwangshandlungen werden durch äußere Hinweisreize wie zum Beispiel Schmutz oder innere Hinweisreize wie obsessive Gedanken und die mit ihnen einhergehende Anspannung getriggert. Sie lösen bestimmte Handlungen aus, die kurzfristig die einhergehende Angst oder Spannung reduzieren. Diese Wirkung lässt jedoch rasch nach, und die Handlung »muss« wiederholt werden. Zwangshandlungen werden zudem ausgeführt, um Ängste oder eine andere Spannung zu reduzieren, die durch bestimmte Hinweisreize ausgelöst werden, etwa durch eine fehlende Symmetrie oder ungerade Zahlen. In schweren Fällen ist das Leben durch den hohen zeitlichen Aufwand für die Durchführung der Rituale stark beeinträchtigt.

Wird eine Zwangshandlung absichtlich unterlassen, tritt eine erhebliche, oftmals als unerträglich erlebte Spannung auf. Das Kind oder der Jugendliche haben daher den Eindruck, die Handlung ausführen zu »müssen«, obwohl sie als widersinnig erkannt wird. Oft werden Zwangshandlungen zu ausgeprägten Ritualen ausgebaut, bei denen eine Reihenfolge bestimmter Handlungen exakt durchgeführt werden muss. Wird dieser Ablauf unterbrochen, »muss« das Ritual wieder von vorne begonnen werden.

Thematisch geht es meist um Wasch- und Reinigungszwänge, Kontrollzwänge (»Sind alle Stifte eingepackt?«), Rituale zur Kontaktvermeidung mit Schmutz, Wiederholungszwänge, Ordnungszwänge (»Sind alle Schuhe exakt in Reih und Glied aufgeräumt?«), Zählzwänge und Berührzwänge (den Tisch antippen, wenn man an etwas denkt oder davon liest, das an den Tod erinnert) oder das wiederholte Auspusten von Luft, damit es zu keinem Atemstillstand kommt. Beispiele für Schlüsselreize sind das Übertreten einer Türschwelle mit dem Zwang, nochmals zurückzugehen und die Schwelle erneut zu überschreiten, oder der Einbruch der Dunkelheit als Hinweisreiz, wiederholt zu prüfen, ob alle Türen und Fenster wirklich geschlossen sind.

2.4 Subklinische Zwänge

Neben Zwangssymptomen im engeren Sinne gibt es allgemeinere zwanghafte Verhaltensweisen, die oft bei Kindern und Jugendlichen mit zwanghaften Zügen zu beobachten sind: eine häufige Unentschlossenheit in belanglosen Situationen, eine Neigung zu Perfektionismus und zu peinlicher Sorgfalt oder ein starres eigensinniges Verhalten. Eigentümlicherweise können Menschen mit Zwängen in manchen Bereichen auf einer übertriebenen Reinlichkeit und Ordnung bestehen, denen sich ihre Angehörigen unterwerfen sollen, während sie gleichzeitig in anderen Bereichen sehr unordentlich sind und beispielsweise in ihrem eigenen Zimmer Schmutz und Unordnung zulassen (Tominschek u. Schiepek 2007). Etwa 80 % der befragten Erwachsenen gaben in einer

Untersuchung von Salkovskis a. Harris (1984) intrusive Gedanken an, die vom Inhalt her Zwangsgedanken entsprachen, aber nicht so intensiv wie diese auftraten.

2.5 Diagnosekriterien für Zwangsstörungen (F 42) nach ICD-10 (Dilling, Mombour u. Schmidt 2015)

- *Entweder Zwangsgedanken oder Zwangshandlungen (oder beides) an den meisten Tagen über einen Zeitraum von mindestens zwei Wochen*
- *Die Zwangsgedanken (Ideen oder Vorstellungen) und Zwangshandlungen zeigen sämtliche folgenden Merkmale:*
  1. *Sie werden als eigene Gedanken/Handlungen von den Betroffenen angesehen und nicht als von anderen Personen oder Einflüssen eingegeben.*
  2. *Sie wiederholen sich dauernd und werden als unangenehm empfunden, und mindestens ein Zwangsgedanke oder eine Zwangshandlung wird als übertrieben und unsinnig anerkannt.*
  3. *Die Betroffenen versuchen, Widerstand zu leisten (bei lange bestehenden Zwangsgedanken und Zwangshandlungen kann der Widerstand allerdings sehr gering sein). Gegen mindestens einen Zwangsgedanken oder eine Zwangshandlung wird gegenwärtig erfolglos Widerstand geleistet.*
  4. *Die Ausführung eines Zwangsgedankens oder einer Zwangshandlung ist für sich genommen nicht angenehm (dies sollte von einer vorübergehenden Erleichterung von Spannung und Angst unterschieden werden).*
- *Die Betroffenen leiden unter den Zwangsgedanken und Zwangshandlungen oder werden in ihrer sozialen oder individuellen Leistungsfähigkeit behindert, meist durch den besonderen Zeitaufwand.*
- *Häufigstes Ausschlusskriterium: Die Störung ist nicht bedingt durch eine andere psychische Störung wie Schizophrenie und verwandte Störungen (F2) oder affektive Störungen (F3).*

Nach ICD-10 werden folgende Unterformen unterschieden:

- *F42.0: Vorwiegend Zwangsgedanken oder Grübelzwang*
- *F42.1: Vorwiegend Zwangshandlungen*
- *F42.2: Zwangsgedanken und Zwangshandlungen, gemischt*

Zum Vorliegen einer Zwangsstörung im Sinne des ICD-10 müssen störende Zwangshandlungen oder Zwangsgedanken über eine Stunde lang über zwei Wochen hinweg an den meisten Tagen auftreten. Die Unsinnigkeit der Zwänge wird meistens erkannt, sie werden als störend erlebt, und die Kinder oder Jugendlichen wehren sich - mehr oder weniger aktiv - gegen sie.

2.6 Diagnosestellung

Die Diagnosestellung erfolgt in der Regel durch klinische Interviews. Als strukturiertes Interview hat sich das Kinder-DIPS (Unnewehr, Schneider u. Margraf 1995) oder K-SADS (K-SADS-Arbeitsgruppe 2001) bewährt. Ein differenziertes klinisches Interview mit dem betroffenen Kind oder Jugendlichen und seinen Angehörigen ist Fragebogenverfahren in der Regel überlegen, weil sehr häufig weitere Zwänge nicht angegeben und erst durch Nachfragen benannt werden.

Für Kinder kann die *Children's Yale-Brown Obsessive Compulsive Scale (Cy-Bocs)* verwendet werden (Berg 1989; Döpfner 1998). Als Standardinstrument für die Schweregradbestimmung von Zwangsstörungen bei Kindern und Jugendlichen wird die *Yale-Brown Obsessive Compulsive Scale (Y-BOCS)* eingesetzt (Goodman et al. 1989). Bei dem Verdacht auf eine Streptokokkeninfektion sollten ärztlicherseits ein Routine-Laborbefund und der Antistreptolysin-Titer erfasst werden. Fakultativ sind ein EEG und weitere Bildgebungsverfahren (MRT) durchzuführen (Jans et al. 2007).

2.7 Komorbidität

Für Zwangsstörungen wird eine hohe Komorbidität mit anderen psychischen Störungen berichtet (Jans et al. 2007; Wewetzer et al. 2003; Wewetzer u. Wewetzer 2012), insbesondere mit

- *Angststörungen*
- *depressiven Störungen*
- *Tic-Störungen*
- *Aufmerksamkeitsdefizit- und Hyperaktivitätsstörungen*
- *im Erwachsenenalter auch Persönlichkeitsstörungen*

Aus systemischer Sicht mutet das Konzept der Komorbidität linear an und beschreibt lediglich häufige, in Kombination auftretende Störungen, ohne dynamische Zusammenhänge zu beachten. Komorbide Störungen können als Anzeichen für einen höheren Schweregrad verstanden werden (Jans, Walitza u. Warnke 2008). Auffallend sind die großen Unterschiede in den Angaben verschiedener Autoren. Jans et al. (2007) gehen von Selektionseffekten und unterschiedlichen diagnostischen Zuordnungen aus. Problematisch ist die Interpretation von Komorbiditätsraten, wenn klinische Stichproben untersucht wurden und die Prävalenzen der jeweiligen Störungen in der Allgemeinbevölkerung und deren Zuweisungsraten nicht bekannt sind. Becker et al. (2003) verglichen komorbide Störungen von Kindern und Jugendlichen mit Zwängen mit Ergebnissen einer epidemiologischen Stichprobe. Im Vergleich zu einer klinisch unauffälligen Gesamtstichprobe gab es lediglich bei männlichen Patienten eine erhöhte relative Häufigkeit von Tic-Störungen und bei Mädchen von Essstörungen und Zwängen.

Nach DSM-5 gelten folgende Störungen als verwandt mit Zwängen (Walitza 2015):

- *Dysmorphophobie*
- *Horten*
- *Trichotillomanie*
- *Exkoriations-Störung (skin picking)*
- *durch Drogen und Medikamente induzierte Zwangsstörung*
- *durch β-hämolysierende Streptokokken ausgelöste Zwangssymptome (PANDAS Pediatric autoimmune neuropsychiatric disorders associated with streptococcal infections)*

2.8 Unterformen von Zwängen

Zwangshandlungen und Zwangsgedanken treten häufig kombiniert auf. Nur wenige Kinder haben ausschließlich Zwangsgedanken oder führen ausschließlich Zwangshandlungen durch; in der Regel kommen beide Symptombereiche (ICD-10: F42.2) gemischt vor. Manche Autoren (Tominschek u. Schiepek 2007) unterscheiden zwei Erscheinungsbilder, früh und spät einsetzende Zwangsstörungen. Diskutiert werden verschiedene Unterformen: Zwangsstörungen ...

- *mit Tics bei einer hypothetischen spezifischen genetischen Belastung und eher schwerem Verlauf,*
- *mit episodischem Verlauf, einem höheren Erkrankungsalter, einer familiären Häufung von affektiven Störungen und häufigeren begleitenden Panikstörungen,*
- *mit fehlender Einsicht in die Unangemessenheit von Zwangsvorstellungen, mit chronischem und progredientem Krankheitsverlauf, ungünstigem Ansprechen auf Therapien, eher bei männlichen Patienten,*
- *mit einem niedrigen Ersterkrankungsalter und familiärer Häufung von Zwangserkrankungen, die eher bei Jungen auftreten und mit Aggression und Kontrolle assoziiert sind (AWMF 2015).*

Zwanghaftes Sammeln und Horten - *compulsive collecting and hoarding* - bis hin zu einem Messie-Syndrom und das Horten von Tieren können Ausdruck einer Zwangsproblematik sein. Dies kommt jedoch auch bei anderen Störungsbildern vor.

Differenzialdiagnostisch sind Zwänge zu unterscheiden von Grübeln bei einer depressiven Störung, Verhaltensproblemen beim Asperger-Syndrom, schizophrenen Psychosen, zwanghafter Persönlichkeitsstörung, schizotyper Persönlichkeitsstörung, Impulskontrollstörungen und Tic-Störungen sowie ggf. einer PANDAS.

2.9 Epidemiologie

Anders als früher angenommen handelt es sich bei Zwängen um eine der häufigeren psychischen Störungen. Nach Flament et al. (1988) liegt die Prävalenz bei Kindern und Jugendlichen bei ca. 1 %. Bei 0,3 %

der Jugendlichen besteht eine zwanghafte Persönlichkeitsstörung. Bei 17 % der Jugendlichen mit Zwängen wird eine zwanghafte Persönlichkeitsstörung diagnostiziert. Wittchen, Nelson a. Lachner (1998) nennen eine Prävalenzrate von 0,5 bis 4,0 %. Im internationalen Vergleich ähneln sich die Prävalenzraten von Erwachsenen (Weissman et al. 1994). Bei erwachsenen Frauen dominieren mehr Waschzwänge, bei Männern eher reine Zwangsgedanken. Kontrollzwänge kommen gleich häufig vor.

In der Kindheit sind Jungen etwas häufiger betroffen als Mädchen (3:2), im Jugendalter ist die Geschlechterverteilung annähernd gleich (Geller et al. 1998). In der Regel leiden Kinder zugleich an Zwangshandlungen und -gedanken. Letztere werden oftmals nicht oder nur zum Teil als störend benannt und leicht übersehen.

Zwangssymptome sind häufig an einen spezifischen Orts- und Personenkontext gebunden; 65 % treten nur zu Hause auf (Knölker 1987). Dies ist insbesondere bei stationären Behandlungen von Bedeutung. Der Zwang bleibt erst mal daheim, die Kinder erscheinen möglicherweise einige Wochen als unauffällig, bis sich die Zwänge dann auch im Klinikkontext manifestieren und der Zwang sozusagen nachgereist ist.

Wie viele andere Störungen treten Zwänge nach Angaben von Eltern gehäuft nach kritischen Lebensereignissen wie Krankheiten, dem Verlust naher Angehöriger, dem Beginn der Aufnahme sexueller Aktivitäten (Knölker 1987) oder nach Umzügen, Migration oder bei heftigen Trennungs- und Umgangsrechtsstreitigkeiten der Eltern auf.

Der Beginn ist oft schleichend. Man hört dann Äußerungen wie: »Eigentlich hat das schon vor ein, zwei Jahren angefangen mit diesen Marotten.« Auch Gleichaltrige bemerken die Symptome zunächst kaum. Oftmals gibt es einen Symptomwandel, und nach einiger Zeit wird ein Zwangsgedanke gegen einen anderen ausgetauscht. Viele Kinder haben eine starke Rückversicherungstendenz und beziehen ihre Angehörigen in die Symptomatik ein (Freeman et al. 2003).

Im Alter von zwei bis vier Jahren ist ritualisiertes Verhalten bei Kindern sehr üblich. Wie bereits in der Einführung erwähnt, vermittelt es Kindern Sicherheit, wenn die Routinen in Alltagssituationen, beim Schlafengehen, bei den Mahlzeiten immer ähnlich ablaufen. Die Intensität solcher ritualisierten Verhaltensweisen hat keine prognostische Aussagekraft für die spätere Entwicklung einer Zwangsstörung. Symptomatische Zwangshandlungen treten in einem Entwicklungsalter auf, in dem kindliches Ritualverhalten abnimmt.

2.10 Verlauf und Prognose

Laut Literatur sind Zwangsrituale bei Jungen überwiegend ab dem siebenten, bei Mädchen ab dem elften Lebensjahr zu beobachten (Rapoport et al. 2000). Im Mittel wird laut diesen Autoren die Diagnose ab dem zwölften Lebensjahr gestellt. Das angegebene früheste Erkrankungsalter von sieben Jahren entspricht nicht klinischen Erfahrungen; Zwangssymptome lassen sich auch bei fünf- bis sechsjährigen Kindern beobachten. Sie werden als solche allerdings meist nicht erkannt, und es kommt daher nur selten zu einer Vorstellung bei einem Arzt oder Kinderpsychotherapeuten

Der Beginn soll entweder um das zehnte bis elfte Lebensjahr oder im jungen Erwachsenenalter bei 23 Jahren liegen (Tominschek u. Schiepek 2007). In der klinischen Praxis findet man bei genauer Nachfrage jedoch nur selten erwachsene Patienten mit Zwängen, die nicht von auffälligen zwanghaften Verhaltensweisen bereits in der Kindheit berichten. Oft werden diese aber zunächst nicht als symptomatisch erkannt. Von ihren Eltern werden diese Kinder retrospektiv als trennungsängstlich, kontaktscheu und sozial ängstlich beschrieben (Döpfner 1998).

Ungünstigerweise vergehen bis zur Diagnosestellung oft zwei Jahre oder mehr (Jans, Hemminger u. Wewetzer 2003). Der Verlauf ist prognostisch weniger günstig bei einem frühen Auftreten der Zwangssymptome[3], bei der Notwendigkeit einer stationären Therapie, gleichzeitig auftretenden Tics, einem Nicht-Ansprechen auf die Erstbehandlung, bei externalisierenden Störungen, bei erheblichen Problemen im Zusammenleben der Familie und bei Sammeln und Horten als Begleitsymptomen (Wewetzer und Wewetzer 2012). Als prognostisch

3 Dies widerspricht allerdings eigenen klinischen Erfahrungen: Wenn Kinder bereits kurz nach Auftreten der ersten Zwangssymptome zur Therapie vorgestellt werden, ist der Verlauf gut beeinflussbar.

ungünstig erwiesen sich in der Metaanalyse von Stewart et al. (2004) ein früher Beginn der Zwangsstörung, eine längere Krankheitsdauer, eine stationäre Behandlungsnotwendigkeit, eine höhere Komorbidität und ein schlechteres Ansprechen auf eine Behandlung.

In vielen Fällen ist zusätzlich zu den eigentlichen Zwangssymptomen die soziale Kompetenz beeinträchtigt. Im jungen Erwachsenenalter bestehen zum Teil erhebliche Probleme mit Partnerschaften und Sexualität. Bei einem Drittel der älteren Patienten werden Kontaktstörungen beobachtet, lediglich 25 % der 25-Jährigen, die als Jugendliche Zwänge hatten, leben eine aktive Sexualität mit einem Partner, und 50 % beschrieben sich als sozial isoliert (Allsopp a. Verduyn 1989). Zwischen 20 % und 96 % der Patienten entwickelten zusätzlich andere klinische Störungen. Im Vordergrund standen dabei depressive Störungen und Angststörungen, insbesondere soziale Phobien.

Prognostisch günstig sind eine früh einsetzende psychotherapeutische Behandlung und gute soziale Beziehungen (Douglass et al. 1995; Zellmann et al. 2008). Zwangsstörungen mit einem frühen Beginn vor 12 bis 15 Jahren treten häufiger bei familiärer Vorbelastung auf und gehen oft mit motorischen und vokalen Tics einher. Sie sprechen schlechter auf selektive Serotonin-Wiederaufnahmehemmer an und betreffen mehr Jungen. Das Risiko von sozialen Kontaktproblemen ist erhöht. Sie werden als eine Unterform angesehen, mit einer größeren Vielfalt und schwereren Symptomen sowie einem erhöhten Chronifizierungsrisiko (Wewetzer 2010).

In einer Metaanalyse von Studien, die 450 Patienten umfasste, fanden Stewart et al. (2004), dass bei 41 % die Symptome mittel- und langfristig persistierten. Zählte man subklinische Symptome hinzu, waren es sogar 60 %. Etwa 30 bis 40 % profitieren wenig oder gar nicht von therapeutischen Bemühungen (Wewetzer u. Petermann 2014). Auch nach einer deutschen (Zellmann et al. 2008) und einer britischen Studie (Micali et al. 2010) ist von einem ungünstigen Verlauf auszugehen. Die Angaben für die Persistenz von Zwangssymptomen schwanken zwischen 31 % und 70 % (Jans, Hemminger u. Wewetzer 2003). Im Langzeitverlauf führen bei 40 % der Patienten weder KVT noch eine medikamentöse Behandlung zu einer befriedigenden Symptomreduktion (Wewetzer u. Wewetzer 2014). Nach Jans, Walitza u. Warnke (2008) gibt es bei einem Viertel der Patienten einen episodischen Verlauf, bei dem die Symptome zu- und abnehmen. Oft bestehen im Erwachsenenleben Schwierigkeiten, einen Partner zu finden (Allsopp u. Verduyn 1989).

2.11 Kulturelle Aspekte

Die Inhalte von Zwangsgedanken sind teilweise kulturspezifisch und abhängig davon, welche religiösen und sozialen Normen bestehen und was zum Beispiel als anstößig gilt oder nicht. Über Kulturen hinweg finden sich übergreifende ähnliche Themen wie Sauberkeit, Schmutz, aggressive Impulse. Der Grad der Religiosität hat keinen direkten Einfluss auf die Entwicklung einer Zwangsstörung. Phänomenologisch finden sich allerdings durchaus einzelne Fälle, in denen Klienten ein stimmiges Narrativ über die Entstehung ihrer Zwangssymptome im Kontext eines repressiven familären und religiösen Milieus berichten.

3 Zwänge im Familienkontext

3.1 Zum Einfluss der Familie auf die Entstehung von Zwangsstörungen

Zwischen der Entstehung und Aufrechterhaltung von Störungen bei Kindern und Jugendlichen und familiären Faktoren wird allgemein ein Zusammenhang postuliert (Livingston-van Noppen et al. 1990). Doch die Entstehungsbedingungen für das Auftreten von Zwangssymptomen sind komplex und lassen sich nicht einfach auf einen bestimmten Erziehungsstil, familien- oder psychodynamische Faktoren oder die frühe Lerngeschichte zurückführen.

In der Literatur findet sich eine Fülle an empirischen Befunden. Allerdings widersprechen sich diese nicht selten. Die oft implizit gemachte Annahme eines linearen Zusammenhanges zwischen in einer Familie zu beobachtenden Faktoren, dem elterlichen Verhalten und dem Auftreten von Zwangssymptomen ist sicherlich zu simpel. Manche Eltern machen sich ohnehin Vorwürfe wegen der Probleme ihres Kindes. Korrelative Studien müssen mit einer kritischen Distanz rezipiert werden und dürfen nicht dazu verleiten, Eltern als Verursacher der Störungen ihrer Kinder zu beschuldigen. Die vorhandenen Modelle erscheinen wenig geeignet zu erklären, warum bei einer gegebenen Familiendynamik Zwangssymptome manchmal im Kindesalter auftreten, bei anderen Menschen jedoch sehr viel später, vielleicht mit 22 Jahren. Und wie ist zu erklären, dass Zwangssymptome bei einigen Betroffenen kommen und gehen, dagegen bei anderen Patienten unter Lebensbelastungen erneut auftreten?

Die folgenden Ausführungen greifen auf die Übersichtsarbeit von Reich (2008) zurück. In Familien von Kindern und Erwachsenen mit Zwangsstörungen gibt es eine erhöhte Rate von Zwangskrankheiten, zwanghaften Persönlichkeitsstörungen sowie zwanghaften Verhaltensweisen und Persönlichkeitszügen bei Verwandten ersten Grades (Reich 2008). Die Prävalenz für Angehörige ersten Grades liegt zwischen 7,7 und 17 % (Allsopp u. Verduyn 1989; Flament a. Rapoport 1984; Hollingsworth et al. 1980; Honjo et al. 1989; Last a. Strauss 1989; Riddle et al. 1990; vgl. auch Waters a. Barett 2000). Für Eltern allgemein schwanken die Angaben zwischen 17 und 25 % (Lenane et al. 1990; Steketee a. Pruyn 1998), bei betroffenen Vätern ist sie etwas höher als bei Müttern (25 % : 9 %) (Lenane et al. 1990). Bei 13 % der Eltern von Kindern und Jugendlichen mit Zwängen finden sich subklinische Zwangssymptome, bei 20 % ein Elternteil mit zwanghafter Persönlichkeit (Lenane et al. 1990). Autoren wie Schwidder (1972) und Shapiro (1991) beschreiben einen ausgeprägt rationalen Stil der Eltern mit einem geringen Ausdruck von Gefühlen und einer rigiden Ausrichtung auf Details, auf die Figur und nicht den Hintergrund und eine geringe Vermittlung eines basalen Gefühls von Sicherheit.

Zwischen den Zwangssymptomen von Kindern und gegebenenfalls vorhandenen Zwangssymptomen von Eltern bestehen inhaltlich kaum Übereinstimmungen; Zwangssymptome werden anscheinend weniger durch Modelllernen als vielmehr durch die Weitergabe bestimmter Haltungen oder einen allgemein ängstlichen bzw. vermeidenden Stil weitergegeben (vgl. Waters a. Barett 2000). In einer retrospektiv inhaltsanalytischen Untersuchung mit 370 Zwangspatienten im Alter von 18 bis 75 Jahren fand Roos (2004, zit. nach Tominschek u. Schiepek 2007) keine vermehrten zwanghaften Merkmale der Eltern.

Die Eltern gelten als stärker belastet oder leiden selbst an affektiven Störungen und Angststörungen. Manche Autoren beschreiben einen wenig empathischen elterlichen Erziehungsstil, ein von Angst geprägtes Familienklima oder eine allzu frühe Verantwortungsübernahme - beispielsweise durch Not in der Nachkriegszeit - als Risikofaktoren für eine spätere Entwicklung von Zwangssymptomen.

Eltern, bei denen zwanghafte Charakterzüge und Verhaltensweisen vorliegen, sollen eine Entstehung ähnlicher Symptome bei Kindern begünstigen (Massing, Reich u. Sperling 2006; Quint 1976; Reich, Huhn u. Wolf-Kussl 1988). In einer Studie, in der anhand von Videoaufnahmen die Interaktion von Familien mit Kindern mit Zwängen analysiert wurde, hatten die Eltern weniger Vertrauen in die Kinder, unterstützten die Autonomieentwicklung weniger und setzten weniger konstruktive Problemlösestrategien ein als Familien von unauffälligen Kindern (Barrett, Shortt a. Healey 2001).

Vertreter der Mehrgenerationen-Perspektive der Familientherapie sehen eine generationsübergreifende Verschiebung von Konflikten als Hintergrund von Zwangsstörungen. Die Überbetonung von Reinlichkeit und Genauigkeit wird als Reaktionsbildung auf sexuellen Ekel oder sadistische Regungen verstanden (Massing, Reich u. Sperling 2006). Nicht die Zwänge per se, sondern Affekte wie Angst, Ekel oder Scham gelten als relevant.

In Vergleichen zwischen Familien mit an Zwangsstörungen leidenden Jugendlichen und einer nicht auffälligen Kontrollgruppe war der Erziehungs- und Beziehungsstil weniger emotional unterstützend (Vallensi-Basile et al. 1995), und nach Ehiobuche (1988) wurde weniger emotionale Wärme gezeigt. Die Eltern waren einerseits stärker zurückweisend, die Mütter dabei auch überprotektiv (Merkel et al. 1993), überinvolviert und intrusiv, während Väter eher als fordernd und perfektionistisch erschienen (Hoover a. Insel 1984). Eine anankastische Persönlichkeitsstörung ist nach Nordahl a. Stiles (1997) mit einem geringeren Ausmaß an väterlicher Fürsorge und erhöhter väterlicher Überprotektion verbunden.

In Familien von Kindern mit Zwangsstörungen wurde eine hohe Rate an Kritik, Feindseligkeit und emotionaler Involviertheit im Sinne des *Expressed-Emotion-Konzeptes (high EE)* gefunden (Hibbs et al. 1991; Renshaw, Steketee a. Chambless 2005). In einer Untersuchung betraf dies insgesamt 85 % der Familien (Leonard et al. 1993). Generell ist ein hohes Ausmaß an feindseliger Kritik für den Verlauf unterschiedlicher psychischer Störungen ungünstig (vgl. auch Vaughn a. Leff 1976). Das EE-Konstrukt wurde nicht aus einem bestimmten psychotherapeutischen Theoriengebäude abgeleitet, sondern aus korrelativ angelegten epidemiologischen Studien. Kausalschlüsse sind daher nicht zulässig; emotionale Überinvolviertheit, Feindseligkeit und hohe Kritik können sowohl Ursache als auch Folge einer Störung sein und finden sich ebenso bei zahlreichen anderen Störungsbildern von Asthma über Depression bis hin zur Schizophrenie.

Green und Werner (1996) haben eine systemische Interpretation des Konstruktes vorgelegt. Aus strukturell-strategischer Sicht sind die Dimensionen der Generationenhierarchie und von Nähe und Distanz bedeutsam. Emotionale Überinvolviertheit entspricht einem Übermaß an intrusiver Nähe auf horizontaler Ebene; Kinder erhalten wenig Raum für die Entfaltung ihrer eigenen Position. Feindseligkeit und Kritik sprechen die vertikale Beziehungsdimension an; beide versetzen ein Kind oder einen Jugendlichen in eine unterlegene Position. Nach Green führt die anhaltende Aktivierung beider Beziehungsdimensionen zu einer permanenten physiologischen Aktivierung mit nachteiligen Auswirkungen auf die psychische Gesundheit.

Typische Überzeugungen und kognitive Stile von Zwangskranken sollen auf ein unsicheres Bindungsmuster zurückzuführen sein (Doron u. Kyrios 2005). In einer Untersuchung von Myhr, Sookman a. Pinard (2004) wiesen Patienten mit Zwangsstörungen ein höheres Ausmaß an unsicherer Bindung auf als die gesunde Kontrollgruppe. Allerdings geht ein unsicheres Bindungsmuster allgemein einher mit einer erhöhten Rate unterschiedlicher Störungen wie Depressivität und Essstörungen und ist nicht spezifisch für Zwangsstörungen.

Reich, Huhn und Wolf-Kussl (1988) fanden in einer quantitativen Fallstudie in Familien mit einem Angehörigen mit Zwangsstörung gegenüber Familien mit histrionischen Angehörigen einen neutraleren und sachlicheren Affektausdruck und eine eher latente und indirekte Äußerung von Aggressivität. Eltern von Patienten mit Zwängen sollen als distanziert, perfektionistisch, streng und rigide wahrgenommen werden. Patienten haben zu eigenen Bedürfnissen nach Abgrenzung und Anpassung oftmals eine ambivalente Haltung, und Patienten würden sich durch ihre Symptome vor symbiotischen elterlichen Wünschen schützen (Ruf 2015). Erwachsene Patienten mit Zwängen sind oftmals hochgradig abhängig von ihren Familien, die ihrerseits sozial isoliert sind und wenig externe Unterstützung erfahren (Hoover a. Insel 1984).

In einer Studie von van Noppen et al. (1997) waren die Familienfunktionen, verglichen mit der kanadischen Originalversion der Familienbögen, unauffällig. Vor und nach der familienorientierten Behandlung zeigten sich keine Unterschiede der Familienfunktionen, was allerdings auch daran liegen kann, dass die Familienbögen nicht sensitiv sind, um therapeutische Änderungen zu erfassen.

Tominschek und Schiepek (2007) beschreiben modellhaft zwei Entwicklungskonstellationen, die zu Zwangsstörungen führen können:

- *eine wenig einfühlende, mitunter sogar brutale Umgangsweise. Die Kinder stehen unter hoher Anspannung, versuchen, ja keine Fehler zu machen, und bannen ihre Ängste durch Zwangshandlungen, die gleichzeitig einen Versuch einer Abgrenzung darstellen, die anders nicht akzeptiert werden würde.*
- *ein überbehütendes Familienklima, das eine altersgemäße Selbstständigkeitsentwicklung erschwert. Bei Anforderungen in Übergangsphasen im Lebenszyklus sind die Kinder schnell überfordert und reagieren mit Zwängen; Zwangshandlungen vermitteln vordergründig ein Gefühl der Sicherheit. Auf diesem Hintergrund haben Patienten mit Zwangsstörungen auch wenig Übung im Umgang mit Aggressionen. Sie können diese nicht adäquat dosieren. Entsprechende aggressive Impulse sind angstauslösend.*

Menschen mit Zwängen gelten als gewissenhaft, zuverlässig und auf Sicherheit bedacht. Sie gehen ungerne Risiken ein, deren negative Folgen überbewertet werden. An sich selbst legen sie wesentlich strengere Maßstäbe an als an andere. Nach Reich (2008) können Familien durch die Vermittlung von Haltungen - etwa einer übermäßigen Verantwortlichkeit und einer Wahrnehmung der Umwelt als vorwiegend bedrohlich - zur Entwicklung von Zwangsstörungen beitragen. Diese Überlegungen können allerdings nicht hinreichend erklären, warum Kinder aus Familien Zwänge entwickelt haben, in denen die genannten Haltungen nicht auffallend ausgebildet sind. Entgegen dem zunächst plausibel erscheinenden Modell einer direkten familiären Bedingtheit fand Wewetzer et al. (2003) in einer Untersuchung an 23 Jungen und 19 Mädchen keine Behinderung der Selbstständigkeitsentwicklung durch Eltern. Auch die Erziehungsmethoden der Eltern entsprachen der Norm (vgl. auch Myhr, Sookman a. Pinard 2004).

3.2 Auswirkungen auf Familienmitglieder

Zwangserkrankungen gehören zu den Störungsbildern mit ausgeprägten Auswirkungen auf das Familiengeschehen und einer deutlichen interaktionellen Einbettung. Die Familie hat Einfluss auf die Aufrechterhaltung von Zwangsstörungen. Viele Eltern wissen nicht, wie sie mit Zwangssymptomen umgehen sollen, und bagatellisieren diese.

Bei Zwangshandlungen und bei allgemein zwanghaften Verhaltensweisen werden die Angehörigen sehr häufig in die Rituale eingebunden: Die Schwester muss Rücksicht nehmen, wenn die Indexpatientin für die morgendliche Toilette zwei Stunden benötigt, die Eltern nehmen spätabends die Kontrollgänge ab und prüfen, ob Türen und Fenster verschlossen sind, damit der Junge ins Bett kommt.

Ein zwölfjähriges Mädchen besteht auf der exakten Einhaltung einer bestimmten Ordnung beim Mittagessen. Wenn der Bruder an der »verkehrten Stelle« sitzt oder das Sitzkissen auf der Esszimmerbank verrutscht, macht sie ein großes Geschrei, bis der Bruder aufsteht und alles wieder in »Ordnung« ist - zumindest für einige Minuten. Kurz darauf scheint wieder etwas »verkehrt« zu sein, und das Ritual beginnt von Neuem.

Zu den Auswirkungen auf Familienmitglieder zählt unter anderem die Reduktion von sozialen Aktivitäten und eine zunehmende Isolation und Erschöpfung (Steketee 1997). Eine Anpassung der Familie an die Zwangssymptomatik geht nach Calvocoressi et al. (1995) mit Familienstress, anhaltender Belastung, Disharmonie und zurückweisenden Haltungen gegenüber dem Patienten einher. Eine Metaanalyse von Thompson-Hollands et al. (2014) zeigte, dass bei einer starken interaktionellen Einbettung der Symptomatik - einer sogenannten Familien-Akkomodation - der Einbezug der Familienangehörigen in die Therapie zu besseren Ergebnissen führt. Eine zu nachgiebige ebenso wie eine zu konträre Haltung sind prognostisch ungünstig, und zwar sowohl für eine psychotherapeutische als auch für eine medikamentöse Therapie (Renshaw, Steketee a. Chambless 2005).

Durch die Zwangssymptome gewinnt der Indexpatient oft eine zentrale Position in der Familie. Bequemer, als sich den Forderungen zu widersetzen, ist es, sich an die Forderungen des Zwanges zu halten und sich ihm gewissermaßen zu unterwerfen, die Rituale einfach mitzutragen. Viele Familien passen sich an die Zwangsrituale und Zwangsgedanken an oder werden in diese eingebunden. Letzteres ist bei bis zu 70 % (Allsopp a. Verduyn 1989), nach Calvocoressi et al. (1995) sogar in 89 % der untersuchten Familien der Fall. In der Literatur wird dies als *family accommodation syndrome* bezeichnet.

Dieses Familien-Akkommodationssyndrom ist bei Kindern und Jugendlichen noch stärker ausgeprägt als bei Erwachsenen (Cooper 1993) und geht einher mit Familienstress, Spannungen, aber auch mit einer zurückweisenden Haltung gegenüber dem Patienten. Auch gegenteilige Reaktionen, etwa Versuche des Gegensteuerns, Feindseligkeit und Kritik sind häufig zu beobachten.

Im Erstgespräch berichtete eine Familie, die neunjährige Mia habe die Sorge, sie könne sich nicht richtig den Popo abgeputzt haben, wenn sie Stuhlgang hatte, und verbringe sehr lange Zeit auf der Toilette. Irgendwann habe sie ihre Mutter dazu gebracht, ihr den Hintern zu putzen, einfach weil diese das ewige Fragen »Ist der Popo wirklich ganz sauber?« sattgehabt habe. Versuche, dies einzustellen, wurden von wütendem Geschrei und massivem Druck begleitet. Mia hatte außerdem die Angewohnheit, dass ihre Dinge - beispielsweise ihre Schultasche - nicht verrückt werden durften, wenn sie diese einmal im Wohnzimmer abgestellt hatte. Die Eltern und die 14-jährige Schwester manövrierten mit äußerster Vorsicht um diese herum, aus Angst vor heftigsten Protesten.

In vielen Familien versuchen die Eltern oder Geschwister, durch kritische Vorhaltungen oder mehr oder weniger konsequente Versuche die Ausübungen der Zwangshandlungen zu verhindern oder zu stören. Es gibt dann vermehrt Konflikte und zum Teil feindselige Interaktionen, unter Umständen auch von Geschwistern. Familien sind häufig in der Frage gespalten: »Kann er nicht oder will er nicht?«. Die betroffenen Kinder sind innerlich oft stark verunsichert, bis hin zu Panikgefühlen, wenn sie an der Ausführung ihrer Zwangsrituale gehindert werden. Sie fordern meist lautstark und aggressiv, dass Eltern oder Geschwister sich dem Zwang - und damit ihnen - unterordnen bis hin zu eskalierenden Streitigkeiten, Beschimpfungen und Gewaltandrohungen oder -handlungen, was aber nur den Zwang aufrechterhält. Damit hat ein eigentlich unsicheres Kind in dem Zwang einen Verbündeten. Ein angemessener Umgang mit Konflikten aufseiten des Kindes und seiner Eltern wäre erstrebenswert.

Wenn die Familienangehörigen meinen, das Kind könne sein unvernünftiges Verhalten steuern und müsse es einfach nur bleiben lassen, kommt es rasch zu einem erhöhten Ausmaß an Kritik an ihnen bis hin zu Feindseligkeit (Waters a. Barett 2000). Über die damit einhergehende stärkere Anspannung entsteht ein Teufelskreis, bei dem die Zwangssymptome durch die ineffektiven Beeinflussungsversuche noch zunehmen (Renshaw, Steketee a. Chambless 2005). Günstiger ist die Annahme, das Kind nicht als »Herr« über die Symptome anzusehen, ohne es als »behindert« oder den Zwängen »ausgeliefert« zu betrachten: »Du kannst das Verhalten natürlich sein lassen. Aber du hast scheinbar einen ganz, ganz, ganz wichtigen Grund, dich so zu verhalten. Dem werden wir nachgehen. Und vorläufig solltest du deshalb dieses Verhalten - weil es ja so wichtig ist - auch beibehalten.« Auf Zwangshandlungen sollte kritisch, aber nicht entwertend reagiert werden, und auch kleine Therapiefortschritte sollten positiv kommentiert werden.

3.3 Geschwister von Kindern mit Zwangsstörung

Erstaunlicherweise finden sich in der Literatur kaum Angaben darüber, wie Geschwister mit den Zwangssymptomen ihres Bruders oder ihrer Schwester umgehen und wie sie damit zurechtkommen. Zwangshandlungen können das Leben der Familie regieren - etwa wenn ein Kind darauf besteht, mit seinen Zwängen die Eltern in Beschlag zu nehmen, wenn es darauf besteht, dass bei Tisch das Kissen auf der Sitzbank exakt ausgerichtet ist und der Bruder immer wieder mit aufstehen muss, um es richtig zu platzieren, oder wenn es definiert, wer in welcher Reihenfolge den Tisch decken darf oder nicht.

3.4 Familientherapie bei Zwangsstörungen

Angehörige werden oft Teil des aufrechterhaltenden Systems, indem sie die Zwänge tolerieren, nicht hinterfragen, hinnehmen oder sich inkonsistent mit ihnen arrangieren bzw. dagegen angehen, ohne wirklich konsequente und stabile Reaktionen zu zeigen. Außerdem wird das Leben der Familie zunehmend durch Versuche geprägt, die Zwangsrituale entweder autoritär zu unterbinden oder sich mit ihnen auf eine letztlich nicht günstige Weise zu arrangieren. Wirksame familienbasierte Behandlungsansätze unterbrechen Familieninteraktionsmuster, welche die Zwangshandlungen aufrechterhalten oder dazu beitragen. Sie gewinnen die Unterstützung der Familienmitglieder, um der Person zu helfen, die Zwangsbefürchtungen und Rituale zu überwinden. Dieser Punkt wird in Kapitel 7 ausgeführt. Bei Kindern und Jugendlichen erscheint eine familiäre Unterstützung der Therapie unerlässlich und für den Behandlungserfolg entscheidend (Knölker 1987; Waters a. Barett 2000; Wewetzer u. Walitza 2005).

4 Zwänge aus somatischer Perspektive

4.1 Neurobiologische Aspekte von Zwangsstörungen

Bei Zwängen ist ein neuronales System aus orbitofrontalem Kortex, Basalganglien und Thalamus wirksam, mit Störungen der Erregungs- und Hemmungsbalance im Orbitofrontalkortex, den Kernen der Basalganglien und dem Thalamus. Die exakte Ursache ist jedoch nicht bekannt (Birbaumer u. Schmidt 2010). Als mögliche Folge dieser gestörten Balance werden verstärkt kognitive Schemata aktiviert, die von Furcht und Sorgen gekennzeichnet sind (AWMF 2015). Im Bereich des Frontal- und des Schläfenlappens, die allgemein mit dem rational-verbalen Denken in Verbindungen gebracht werden, finden verschiedene Autoren eine anhaltende Überaktivität (vgl. Birbaumer u. Schmidt 2010). Diese wird durch eine gelungene Psychotherapie und durch medikamentöse Behandlung reduziert. Bei neurologischen Problemen mit Beteiligung der Basalganglien treten vermehrt Zwangssymptome auf - etwa bei Schädel-Hirn-Traumen, Läsionen der Basalganglien und des orbitofrontalen Kortex sowie bei Epilepsien, Chorea Sydenham und Chorea Huntington, bei bestimmten Vergiftungen, die sich auf die Basalganglien auswirken (z. B. durch Kohlenmonoxid), bei ischämischen Läsionen oder PANDAS. Zwangssymptome können vorübergehend auch durch Kokain, Amphetamine oder L-Dopa sowie unter Therapie mit Corticosteroiden auftreten (AWMF 2015). Für die Bedeutung der Basalganglien für Zwangssymptome spricht auch, dass eine bei schweren Fällen von Zwängen vorgenommene neurochirurgische Unterbrechung der Bahnen vom Orbitofrontalkortex oder Zingulum und vice versa die Zwangssymptome stoppt (Birbaumer u. Schmidt 2010).

Aus der Beobachtung, dass sich Zwangssymptome unter Gabe von Serotonin-Wiederaufnahmehemmern verbessern, wurde die sogenannte Serotonin-Hypothese abgeleitet. Man geht davon aus, dass eine Störung von serotonergen Synapsen in dem Netzwerk von Basalganglien, orbitalem Frontalkortex und Thalamus besteht (Birbaumer u. Schmidt 2010). An Zwangsstörungen in Kombination mit

Tic-Störungen soll das dopaminerge Transmitter-System beteiligt sein (AWMF 2015).

Bei aller Heterogenität der Erscheinungsbilder von Zwangssymptomen sind ihnen doch formale Denkstörungen wie Perseverationen, beispielsweise das Wiederkehren bestimmter Gedanken, die gedankliche Einengung auf ein Thema und pathologische Zweifel, gemeinsam, die von manchen Autoren als neuropsychologische Auffälligkeiten betrachtet werden (Jans, Walitza u. Warnke 2008). Typische Zwangssymptome wie die Fokussierung auf Themen wie Gefahr, Sexualität, Sauberkeit oder Kontrollrituale würden auf beeinträchtigte exekutive Funktionen höherer kognitiver Leistungen zurückgehen wie die Planung oder die Steuerung von zielgerichtetem Verhalten, die kognitive Umstellungsfähigkeit, Impulskontrolle und selektive Aufmerksamkeit. Als eine neurobiologische Grundlage der Zwangserkrankung seien defizitäre Hemmungsprozesse in präfrontal-striatal-thalamischen bzw. präfrontal-zingulären Regelkreisen und Dysfunktionen im medialen präfrontalen Kortex anzunehmen.

Jans, Walitza u. Warnke (2008) verweisen allerdings einschränkend darauf, dass bildgebende experimentelle Untersuchungen nicht an Kindern, sondern überwiegend an Erwachsenen vorgenommen wurden. Dies sei meist ohne Kontrolle einer möglicherweise bestehenden Depression erfolgt. Die gefundenen neuropsychologischen Auffälligkeiten seien zudem sehr diskret und hätten nicht den Charakter von neuropsychologischen Symptomen.

Bei Kindern und Jugendlichen können Zwangssymptome durch eine Infektion mit β-hämolysierenden Streptokokken der Gruppe A ausgelöst werden (PANDAS), wie beschrieben. Die Infektion kann durch Untersuchung des Serums auf Antikörper gesichert werden. Durch die Gabe von Antibiotika verschwinden die Zwangssymptome rasch (Wewetzer u. Wewetzer 2012). Diskutiert wird auch eine erhöhte Rate an Streptokokken-Infektionen in den Monaten vor dem Beginn von Zwangsstörungen bei Jugendlichen (Mell, Davis a. Owens 2005).

Bei der PANDAS soll es zu einer Reaktion von Antikörpern mit Basalganglien-Strukturen kommen. Dale et al. (2005) zeigten in ihrer Untersuchung bei zwangsgestörten Kindern eine erhöhte Bildung von Anti-Basalganglien-Antikörpern und nahmen daher zumindest für diese Subgruppe von Kindern ein ätiologisch bedeutsames autoimmunologisches Geschehen an (AWMF 2015). Nach Angaben von niedergelassenen Kinder- und Jugendärzten ist die klinische Relevanz von PANDAS im Alltag allerdings eher gering einzuschätzen.

4.2 Genetische Faktoren

Genetische Faktoren sind an allen körperlichen und psychischen Vorgängen mehr oder weniger beteiligt. Der Vollständigkeit halber sei daran erinnert, dass die Wirkung von Genen auf das Verhalten heute nicht als deterministisch, sondern als wesentlich komplexer angesehen wird. Die beschriebene familiäre Häufung von Zwangsstörungen spricht für eine Beteiligung genetischer Faktoren; die beteiligten Genome sind jedoch nicht identifiziert. Je jünger die Kinder bei der Ersterkrankung sind, desto höher ist die Wahrscheinlichkeit, dass erstgradig verwandte Angehörige ebenfalls an Zwängen leiden (Walitza et al. 2014). Besonders bei Patienten mit frühem Erkrankungsbeginn, bei Ordnungs- und Symmetriezwängen und Tic-Störungen sollen genetische Faktoren eine Rolle spielen (AWMF 2015). Für Verwandte von Menschen mit hohen Ordnungs- und Symmetriescores gilt darüber hinaus eine große Wahrscheinlichkeit, ebenfalls diese Symptome aufzuweisen (Hanna et al. 2005). Die Konkordanzrate bei zweieiigen Zwillingen beträgt 22–47 % und bei eineiigen Zwillingen 53–87 % (AWMF 2015).

4.3 Medikamentöse Therapie

Als Ergänzung zur psychotherapeutischen Behandlung wird bei stark chronifizierten Zwangssymptomen – insbesondere bei Erwachsenen – eine medikamentöse Behandlung empfohlen (Jans, Walitza u. Warnke 2008). Bei Kindern kommt es nach Absetzen der Medikation jedoch ohne eine begleitende Psychotherapie oft zu einem Rückfall. Wirksamer als eine rein medikamentöse Therapie ist Psychotherapie (in dieser Studie KVT). Eine parallele Medikamentengabe erhöht deren Wirksamkeit (Pediatric OCD Treatment Study [POTS] Team 2004).

Bei Kindern und Jugendlichen gelten selektive Serotonin-Wiederaufnahmehemmer (SSRI) als wirksam und gut verträglich. Die

Effektstärke liegt jedoch nur im mittleren Bereich (Geller et al. 1998). Bei 40 % der Kinder bringt eine alleinige Medikation kaum etwas (Wewetzer u. Wewetzer 2014). Nicht alle bei Zwangssymptomen wirkenden Medikamente haben eine Zulassung für die Behandlung von Kindern und Jugendlichen. In Deutschland ist Fluvoxamin ab dem achten Lebensjahr für die Behandlung von Zwangsstörungen zugelassen. Die therapeutische Wirkung von Stoffen wie Clomipramin oder Fluvoxamin, die auch für Kinder zugelassen sind, lässt sich erst mit einer Verzögerung von zwei bis drei Monaten beurteilen (Jans et al. 2008). Manche Autoren empfehlen eine ergänzende Gabe eines atypischen Neuroleptikums bei Nicht-Ansprechen auf zwei oder mehr SSRI. Ein Absetzversuch sollte immer sehr langsam durchgeführt werden und ist auch bei guter Symptomreduktion nicht vor Ablauf von sechs Monaten sinnvoll.

5 Störungsverständnis und Therapieansätze verschiedener Psychotherapieverfahren

5.1 Psychodynamische Therapie

5.1.1 Psychodynamische Erklärungsmodelle

Bei einer Fixierung auf bestimmte Objekte, Themen und Handlungen aus der analen Entwicklungsphase entstehen Zwangssymptome als Kompromisslösung zwischen aggressiven und libidinösen Trieben, rigiden gesellschaftlichen Regeln und eigenen Gewissensnormen. Zwangssymptome sollen aus einer Fixierung oder aus einer späteren Regression auf eine »analsadistische« Entwicklungsphase resultieren, die auf eine überstrenge Sauberkeitserziehung zurückzuführen ist, in der Sauberkeit, Eigensinn, Ordnung und die Kontrolle von Besitz zentral sind.

Aus der Beobachtung von Parallelen zwischen Zwangshandlungen und religiösen Ritualen wie Waschungen, Bußhandlungen etc. leitete Freud (1894) die zentrale Bedeutung von Schuldkonflikten für die Entstehung von Zwängen ab. Er führte die Wurzeln von Zwangssymptomen auf die von ihm postulierte anale Entwicklungsphase im Alter von ca. zwei Jahren zurück (Freud 1909). Bei einer repressiven, lustfeindlichen Erziehung würden erwachende sexuelle Regungen und das Interesse an Ausscheidungsvorgängen unterdrückt, was Aggression, intensive Wut und Scham auslösen könne.

Aus psychodynamischer Sicht zeichnen sich Menschen mit Zwängen durch ausgeprägte aggressive Impulse aus, bei einem zugleich starken Bedürfnis, diese zu kontrollieren. Zwangssymptome werden als Über-Ich/Es-Konflikt verstanden mit widerstreitenden, unterdrückten und triebhaften Impulsen und einem überstrengen Gewissen sowie Schuldgefühlen (Lang 2003). Zwangssymptome entstehen weniger als Reaktion auf äußere Reize, sondern sind Ausdruck eines Kampfes zwischen inneren Regungen und Impulsen, die nicht akzeptiert, sondern bekämpft werden, weil sie Angst, Gewissensbisse oder Scham auslösen. Der »Kampf« zwischen »Es-Impulsen und Über-Ich« ist in der Regel durchaus bewusstseinsnah.

Zwangssymptome dienen der Angstregulation; sie können einerseits als Ausdruck eines inneren Konfliktes zwischen sexuellen und starken aggressiven Regungen verstanden werden, die Schuldgefühle und Angst auslösen, andererseits aber auch als Ausdruck gegen sie gerichteter Abwehrreaktionen, die imperative Gedanken, Kontrollhandlungen und magische Rituale hervorrufen. Eine zentrale Rolle spielen dabei unbewusste Schuldgefühle.

Durch akute Belastungen in der Gegenwart können frühe Konflikte aktualisiert werden, mit einer Regression auf die entsprechende Entwicklungsstufe. Starke Es-Impulse lösen bei einem ausgeprägten Über-Ich Gewissensängste und Abwehrmechanismen aus, beispielsweise die Isolierung der angstbesetzten Gedanken, Reaktionsbildung, Ungeschehenmachen, Idealisierung und Entwertung, Rationalisierung, Intellektualisierung. Auf diesen Vorgang ist die für zwanghafte Menschen typische Unterdrückung von Gefühlsregungen und Körperbedürfnissen zurückzuführen. Durch eine Verschiebung wird eine »falsche« Verknüpfung eines Konfliktthemas mit einem relativ beliebigen Zwangssymptom hergestellt. Das Symptom steht also für ein anderes, »tieferes« Thema. Die Furcht vor Schmutz kann beispielsweise für eine Problematik mit der eigenen Sexualität und anderen Impulsen stehen (Ambühl u. Meier 2003).

Neuere Ich-psychologische Modelle gehen davon aus, dass es bei den unterdrückten Regungen weniger um aggressive oder sexuelle Themen geht, sondern um Störungen der frühen Autonomieentwicklung durch einen einschränkenden Erziehungsstil (Erikson 1971). Die Unterdrückung von Spontaneität und Eigenwillen soll Trennungsängste, Abhängigkeit und ein hohes Bedürfnis nach Sicherheit und Kontrolle nach sich ziehen. Ausschlaggebend für die Entstehung von Zwängen sind im Ich-psychologischen Modell innere Konflikte in Zusammenhang mit Individuation, Autonomiebestrebungen und Selbstbestimmung. Kennzeichnend für Zwangsstörungen ist nach Streeck-Fischer (1998), dass bedrohliche, unkontrollierbare Impulse, Einfälle und Gedanken als Zwangsbefürchtungen wiederkehrend in das Bewusstsein einbrechen, zwischen Fantasie und Realität keine klaren Grenzen bestehen und die Zwangshandlung als Stabilisierungsmechanismus dient. Eine in der Entwicklung beeinträchtigte Reizschutzschranke kann dazu führen, dass eine Grenzziehung zwischen Realität und Fantasie nur mangelhaft gelingt. Zwangsstörungen können unter anderem als Folge belastender Bedingungen in der frühen Kindheit und als Folge ödipaler Konfliktkonstellationen entstehen. Abhängig vom erreichten Entwicklungsniveau werden unterschiedliche Funktionen des Zwanges beschrieben.

5.1.2 Psychodynamische Therapieansätze

Die analytische Kinder- und Jugendlichenpsychotherapie zielt darauf, nicht akzeptierte Impulse bewusst zu machen und Konflikte um Themen wie Abhängigkeit und Autonomie, Unterordnung und Aufsässigkeit, Gehorsam und Sichauflehnen zu bearbeiten (Seiffge-Krenke 2007). Zur therapeutischen Vorgehensweise zählt die Arbeit an der Struktur der Person, die Arbeit an aktuellen Konflikten, zwischenmenschlichen Problemen und der persönlichen Biografie. Das Hauptagens für Veränderung ist nicht die Arbeit am Symptom, sondern die therapeutische Beziehung.

In der psychodynamisch orientierten Familientherapie (Massing, Reich u. Sperling 2006; Reich, Huhn u. Wolf-Kussl 1988; Reich, Massing u. Cierpka 2007) wird primär an dem vermeidenden Interaktionsstil gearbeitet, um einen offenen Umgang mit Konflikten, Affekten und Impulsen zu erreichen und die entsprechenden Regungen akzeptabler zu machen (Streeck-Fischer 1998).

5.2 Verhaltenstherapie

5.2.1 Verhaltenstherapeutische Erklärungsmodelle

Die heutigen verhaltenstherapeutischen Erklärungsansätze für Zwangsstörungen sind weitaus komplexer als die simplen Konditionierungsmodelle vergangener Jahrzehnte. Wegen ihres heuristischen Wertes werden diese zwar noch immer im Rahmen von Psychoedukation von Patienten als vereinfachtes Erklärungsmodell zitiert, sie gelten aber innerhalb der Verhaltenstherapie als überholt.

Frühe lerntheoretische Überlegungen zur Entstehung und Aufrechterhaltung von Zwängen gehen auf Mowrers Zwei-Faktoren-Theorie zurück (1947). Das Modell geht davon aus, dass Zwangsstörungen in einem zweistufigen Konditionierungsprozess erworben und aufrechterhalten werden.

In einem klassischen Konditionierungsvorgang wird ein zunächst neutraler Stimulus (z. B. ein Geräusch beim Autofahren, der Anblick von verschmutzter Kleidung des Vaters, der Anblick der Autotür) aufgrund zeitlicher Nähe durch die Assoziation mit einer aversiv erlebten emotionalen Erfahrung oder Reaktion (z. B. Wut auf Mutter und Vater wegen der Belastung durch die Trennungssituation, Unsicherheit bei Perfektionismus, ob genug für das bevorstehende Abitur gelernt wurde) gekoppelt, die eine Angstreaktion auslöst (z. B. jemanden überfahren zu können, den Vater anzuschreien oder ihm schaden zu können). In einem operanten Schritt wird mittels Verstärkungslernen durch eine Handlung (z. B. Kontrollieren, Waschen, erneutes Abfahren der Strecke) die Angstreaktion kurzfristig reduziert. Diese operante Verstärkung durch Spannungsabfall hat Verstärkungswert, hält aber nur kurz an, was dazu führt, dass die Handlung mehrfach wiederholt wird. Die gelernte Reaktion generalisiert leicht auf weitere, ursprünglich neutrale Reize.

Das lerntheoretische Erklärungsmodell geht also von einer klassischen Konditionierung eines neutralen Reizes aus, etwa des Geräusches eines Autos. Durch zeitliche Nähe mit einer belastenden emotionalen Erfahrung, beispielsweise Wut auf den Vater oder Enttäuschung durch die Mutter, wird Angst ausgelöst. Im zweiten Schritt wird eine Reduktion der Angst durch eine Handlung erreicht (z. B. zurückfahren und nachsehen, ob man niemanden verletzt hat; Reinigungsrituale etc.). Diese aktive Vermeidungsreaktion wird instrumentell durch den Spannungsabfall verstärkt, weil die Intensität der unangenehmen konditionierten Reaktion reduziert bzw. deren erwartetes Auftreten verhindert wird (Reinecker 2003).

Aus diesem Modell wurden die verhaltenstherapeutischen Standardmethoden für die Behandlung von Zwängen abgeleitet: Exposition und Reaktionsverhinderung. Allerdings gibt es Einwände gegen dieses Modell. Die strenge Unterscheidung zwischen klassischer und instrumenteller Konditionierung gilt heute als obsolet. Außerdem findet sich bei weniger als 50 % der betroffenen Kinder und Jugendlichen in der

Lerngeschichte eine konkrete Situation, welche die Zwänge ausgelöst hat (Honjo et al. 1989). Bei Erwachsenen treten Zwänge sehr viel häufiger nach kritischen Lebensereignissen auf, wie Trennungen, Scheidungen und dem Verlust des Lebenspartners (Cilliçilli et al. 2004).

Nach Seligman (1971) und Reinecker (1991) gibt es eine besondere Anfälligkeit oder *preparedness* von Menschen, auf bestimmte, evolutionär bzw. kulturell meist sinnvolle Reize hin Ängste und Zwänge zu entwickeln. Dazu zählen Schmutz, Exkremente, Körperausscheidungen, bedrohliche Keime, aber auch Verstöße gegen kulturelle Normen.

Kognitive Modelle von Zwangsstörungen greifen das Zwei-Faktoren-Modell von Mowrer (1947) und weitere Ergänzungen auf. Lazarus (1991) führte die Unterscheidung zwischen der primären und der sekundären Einschätzung von Reizen oder *appraisal* bei höheren kortikalen Prozessen ein. Die Vorstellungen und Impulse, die Zwangspatienten endlos plagen, sind vielen Menschen durchaus vertraut, Zwangspatienten gelingt es jedoch weniger, diese beiseitezuschieben. Sie bewerten einschießende Gedanken ungünstig und machen sich starke Vorwürfe: »So etwas darfst du nicht denken!« Zentral in diesem Modell sind also die Bewertungsprozesse von Gedanken. Auf dem Hintergrund ihrer sozialen Lerngeschichte und mittels Modelllernen schätzen Kinder und Jugendliche die Wahrscheinlichkeit von Fehlern und negativen Ereignissen sowie deren Folgen deutlich zu hoch ein. Sie ertragen Ungewissheit nicht gut und bemühen sich daher, in übertriebener Weise die Kontrolle zu haben, um Spannung zu neutralisieren. Durch zu massive Kontrollversuche erhalten die Zwangsgedanken und -impulse noch mehr Raum, was zu verstärkten Zwangsgedanken führen kann. Häufiges Kontrollieren macht nicht sicherer, sondern erzeugt das Gefühl: »Wenn ich so viel kontrollieren muss, dann lauert da bestimmt eine große Gefahr!« Das heißt: Die Gedanken werden als wichtig und bedeutsam eingeschätzt und verfestigen sich dadurch noch mehr.

Kinder mit Zwängen überschätzen ihre eigene Verantwortung und fühlen sich bereits für ihre Gedanken schuldig, auch wenn sie nichts Falsches getan haben. Sie versuchen, »nicht zu sündigen in Gedanken, Worten und Taten«. Eine Neigung zu Perfektionismus, das Bedürfnis nach absoluter Sicherheit und ständige Zweifel führen dauerhaft zu einer erhöhten Anspannung. Bei einer Phobie kann das Kind versuchen, dem phobischen Objekt - etwa Hunden - aus dem Wege zu gehen. Bei Zwangsimpulsen und Gedanken funktioniert dies naheliegenderweise nicht: Je mehr sich ein Kind gegen die Gedanken wehrt, desto mehr Raum nehmen diese in seinem Bewusstsein ein. Da die Kinder ihre bedrohlichen Gedanken nicht vollständig unterdrücken können, versuchen sie, die Spannung durch Handlungen, Rückversicherungen oder Gegenrituale abzubauen und ihre Zwangsgedanken durch magische Gegengedanken zu neutralisieren.

Dieses kognitive Modell gilt analog auch für Ängste und ist nicht spezifisch für Zwänge. Das Sicherheitsmodell von Röper (2001) ordnet Zwangssymptome in das entwicklungspsychologische Modell von Kegan (1986) ein, der insgesamt sechs Entwicklungsphasen postuliert. Werden die Übergänge in eine neue Entwicklungsstufe nicht gut gemeistert, können Symptome entstehen. Bei Kindern mit Zwängen besteht häufig ein chronisches Unsicherheitsgefühl, ihr Erregungsniveau ist anlagebedingt erhöht, was zu einer anhaltenden Anspannung und einem Gefühl fehlender Sicherheit führt. Die ständige Suche nach Sicherheit ist Ausdruck dieser grundsätzlichen inneren Spannung.

Sogenannte metakognitive Ansätze sehen den Umgang mit den eigenen Gedanken als Kern der Dynamik von Zwangsstörungen. Betroffene Kinder und Jugendliche würden ihre eigenen Gedanken gleichsetzen mit einer Ausführung als Handlung und die Wahrscheinlichkeit negativer Folgen überbewerten (Simons 2009).

Hand (2002) unterscheidet zwischen einer intraindividuellen Funktionalität und einer interpersonellen Funktion. Für diese gilt: Zwangssymptome helfen Spannung zu reduzieren und eine negative Befindlichkeit zu verringern; sie können Entwicklungsdefizite kompensieren helfen, etwa ein niedriges Selbstwertgefühl oder eine Überforderung in der Schule. Daneben gibt es eine interpersonelle Funktion: Zwangssypmtome können der Beziehungsregulation dienen, etwa indem ein eigentlich unsicheres Kind mithilfe seiner Symptome in eine dominante Rolle kommt.

5.2.2 Verhaltenstherapeutische Therapieansätze

Verhaltenstherapeutische Standard-Interventionen zur Behandlung von Zwangssymptomen sind Psychoedukation, Monitoring des Symptoms mit Beobachtungsbögen, wiederholte Exposition mit Reaktionsverhinderung und Gedankenstopp. Diese Standardtechniken gelten als *Conditio sine qua non* der Therapie von Zwängen (Ecker 2003). Die Kinder oder Jugendlichen sollen sich Dingen oder Gegenständen, die Zwangsgedanken und -handlungen auslösen, möglichst in der Realität *in vivo* und nicht nur imaginativ *in vitro* aussetzen, ohne die Zwangshandlungen auszuführen. Auch bei Zwangsgedanken, die eine körperliche Unruhe auslösen, wird eine Konfrontationsbehandlung empfohlen. Bei der Reaktionsverhinderung unterstützen Dritte - Eltern, Therapeuten - die Exposition durch eine Reaktionsverhinderung oder Reaktionsmanagement. Es gibt insgesamt gute Belege für die Wirksamkeit kognitiv-verhaltenstherapeutischer Behandlungen (McGuire et al. 2015). Allerdings wenden Abramowitz, Whiteside a. Deacon (2005) in der Diskussion einer Metaanalyse ein, Exposition und Reaktionsverhinderung würden Zwangsstörungen nicht heilen; die meisten Kinder würden eine leichte Restsymptomatik behalten.

Aus naheliegenden Gründen ist bei manchen Zwangsbefürchtungen nur eine Exposition auf Vorstellungsebene möglich, etwa bei der Idee, Aids zu haben, versehentlich Gift einzunehmen oder jemanden körperlich zu verletzen. Expositionen in vitro sind weniger anstrengend und werden deshalb bei gleichzeitig bestehenden körperlichen Erkrankungen empfohlen, die sich durch Stress verschlechtern können, etwa Asthma oder Colitis ulcerosa. Auch bei Psychosen sollte mit großer Umsicht vorgegangen werden.

Angstauslösende Zwangsgedanken werden in der Verhaltenstherapie zudem durch ein Habituationstraining behandelt. Das Kind soll sich die Zwangsgedanken aufrufen, ohne Gegengedanken oder das Ausführen von Zwangsritualen zuzulassen. Eine andere Intervention gegen Zwangsgedanken ist die Technik des Gedankenstopps: Das Kind denkt an seine Zwangsgedanken, der Therapeut ruft laut »Stopp!«, und das Kind lernt auf diese Weise, die Gedankenkreise zu unterbrechen. Die Konfrontation mit auslösenden Stimuli, ohne sich abzulenken, muss hinreichend lange währen und dauert etliche Stunden, meist in der Größenordnung von fünf bis sechs Stunden. Eine längere konstante Exposition gilt als vergleichsweise günstiger als wiederholte kürzere Sitzungen. Tägliche Sitzungen sind nicht wirksamer als wöchentliche Sitzungen (Storch et al. 2007).

Für Kinder ist eine massive Reizkonfrontation im Sinne eines *Flooding* schwer auszuhalten. Bei ihnen ist eine graduierte Vorgehensweise besser geeignet. Vorab sollte die komplette Liste der Zwangsgedanken und -handlungen erfasst werden.

Ein grundsätzliches Problem dieser Technik ist der Umstand, dass nicht leicht zu prüfen ist, ob die Kinder oder Jugendlichen auf Zwangsgedanken oder -impulse mit innerer Vermeidung, Gegengedanken usw. reagieren. Die Koppelung zwischen einem Reiz und einer (Angst-)Reaktion wird nicht wirklich »gelöscht«, sondern der Organismus merkt sich, dass ein gegebener Reiz mit einer schmerzhaften oder angstauslösenden Regung verknüpft war. Abgeschwächt wird lediglich die Reaktion auf den Reiz. Gerade bei Zwangssymptomen, die ausgesprochen kontextabhängig auftreten, ist bedeutsam, dass eine Expositionsbehandlung besonders innerhalb des Kontextes wirkt, innerhalb dessen sie durchgeführt und der Auslöserreiz präsentiert wurde. Die Übertragung auf die häusliche Situation funktioniert keineswegs automatisch.

In den Achtzigerjahren des vorigen Jahrhunderts postulierten Rachman (1980) sowie Foa a. Kozak (1986) die sogenannte *emotionale Prozesstheorie* als Erklärungsmodell für die Behandlung von Ängsten und Zwängen. Wenn eine Person mit Zwangssymptomen einem gefürchteten Reiz begegnet, wird eine Furchtstruktur im Sinn eines *sets* - einer Menge von Ideen über den Furchtreiz - aktiviert. Grundlage einer korrigierenden Lernerfahrung ist die Habituation an den Reiz bzw. die Abnahme der Anspannung bei der gleichzeitigen Verarbeitung der Information, die inkompatibel zu den Annahmen der Furchtstruktur ist.

Das Modell des inhibitorischen Lernens (Craske et al. 2014) verweist ebenfalls darauf, dass der Angstreiz nicht per se verschwindet oder gelöscht wird. Vielmehr wird gelernt, dem Angstreiz eine neue Bedeutung zu geben, die mit der alten, erworbenen Bedeutung konkurriert. Auch bei einer Habituation und Abnahme der Furcht im Laufe einer Exposition bleibt die ursprüngliche Bedeutung erhalten und kann wieder aktiviert werden - etwa bei einem Rückfall. Der spannungsauslösende Reiz hat also die ursprüngliche angstbezogene Bedeutung verloren, und eine neue Bedeutung wurde erlernt, die auf der Aktivierung von neuen sicherheitsbezogenen Informationen beruht. In diesem Modell ist es nicht erforderlich, dass die Anspannung während der Exposition abnimmt. Entscheidend ist vielmehr das Erlernen einer neuen Bedeutungsgebung um den Angstreiz herum. Wichtig ist, nicht gegen den Angstreiz zu arbeiten und ihn »weghaben« zu wollen. Ebenso ist es wichtig, ihn nicht zu verdrängen im Sinne einer Vogel-Strauß-Haltung (»Denk nicht dran! Denk lieber an etwas Schönes!«). Entscheidend ist, dem Angstreiz eine neue Bedeutung beizumessen und eine größere Toleranz für die Spannung zu entwickeln. Ein anderes Ausmaß an Angst zu tolerieren bedeutet, gleichzeitig inhibitorische Assoziationen wachzurufen entsprechend der Haltung, mit der Angst leben zu können (»Selbst wenn Schmutz an der Klinke wäre, würde dich das nicht umbringen!«). Die Exposition dient in diesem Sinne der Funktion, erfahrungsbasiert zu demonstrieren, dass die Angst und die Spannung aushaltbar sind.

Konfrontation und Reaktionsverhinderung gelten als Standardverfahren, die zu anhaltenden Erfolgen führen sollen. Allerdings lassen sich viele Patienten nicht auf die Methode ein (Foa a. Steketee 1989) oder profitieren nicht von ihr (Craske et al. 2014). 25 % der erwachsenen Patienten lehnen sie ab oder brechen diese ab, und zusammen mit den Nonrespondern bleibt eine beträchtliche Zahl von Kindern, die sich mit der Intervention nicht hinreichend erreichen lassen. Besteht eine begleitende Depression, sollte diese vor der eigentlichen Reizkonfrontation behandelt werden. Bei Selbstmedikation mit Alkohol oder Drogen sind diese reduzierend abzusetzen.

Im *stationären Setting* ist eine intensive Expositionsbehandlung möglich. Döpfner (1998) beschreibt ein Konzept eines dreiwöchigen stationären Aufenthalts mit täglicher Therapie und einer Reihe von Expositionssitzungen an zehn aufeinanderfolgenden Tagen. Um die Familie nicht zusätzlich zu belasten, erfolgt die Begleitung und Reaktionsverhinderung durch Personal der Klinik, das auch aufsuchend arbeitet. Die Eltern sollen bei den Expositionen aber anwesend sein.

Jede Zwangshandlung ist zu unterlassen, was durch Reaktionsverhinderung erreicht wird. Die Patienten sollen auch allein üben. Entspannungsverfahren sind in dieser Phase kontraindiziert. Das Grundprinzip ist nicht Gegenkonditionierung, sondern Habituation. Zum Einsatz kommen auch operante Techniken in Form von Belohnungen für das Aufgeben von Zwangshandlungen. Im Rahmen einer längeren Begleitung ist ergänzend ein soziales Kompetenztraining sinnvoll.

Die Einbeziehung von Familienmitgliedern in verhaltenstherapeutische Programme hat sich - wenn auch nicht immer - in vielen kontrollierten Studien als wirksamer erwiesen als Behandlungen ohne Einbezug von Angehörigen (Metha 1990; van Noppen et al. 1997; Renshaw, Steketee a. Chambless 2005). Die Befundlage ist aber nicht eindeutig (Barrett et al. 2005). In Therapiestudien wirkte familienorientierte Verhaltenstherapie ähnlich gut und besser als Einzel- oder Gruppentherapie (Barrett, Healy-Farrell a. March 2004; Freeman et al. 2003; Freeman et al. 2014; Piacentini et al. 2011; van Noppen et al. 1997; van Noppen 2002; van Noppen a. Steketee 2003; Waters a. Barrett 2000). Familieninterventionen sind insbesondere geeignet, um das Familien-Akkommodationssyndrom zu bearbeiten (Stewart et al. 2011).

6 Systemtherapeutisches Verständnis von Zwangsstörungen bei Kindern und Jugendlichen

6.1 Befundlage

Zur systemtherapeutischen Behandlung von Zwängen gibt es zahlreiche Konzepte und Fallberichte, insbesondere aus der strategischen Kurzzeittherapie (u. a. von Fisch, Weakland u. Segal 1987; Haley 1977; Madanes 1981a, 1989; Nardone 1997; O'Connor 1983). Rotthaus (2001) beschreibt wertvolle klinische Empfehlungen für die Arbeit mit betroffenen Kindern (vgl. auch Schweitzer u. von Schlippe 2014). Eine breit angelegte internationale Recherche erbrachte keine einzige systematische randomisiert-kontrollierte Studie zur systemischen Therapie von Kindern und Jugendlichen mit Zwangssymptomen; lediglich zwei kleine randomisiert-kontrollierte Studien aus China zur Behandlung von Erwachsenen mit Zwängen konnten identifiziert werden (Li, Liu a. Jiang 2010; Retzlaff et al. 2013; von Sydow et al. 2010; Yang, Zhu a. Luo 2005).

6.2 Ausgangspunkt: das biopsychosoziale Modell

Das ätiologische Verständnis der Systemischen Therapie basiert auf dem biopsychosozialen Modell (Engel 1977; McDaniel, Hepworth u. Doherty 1997; von Sydow et al. 2010). Weder biologische Faktoren noch familiäre Sozialisationsbedingungen oder die individuellen Merkmale eines Kindes bieten eine hinreichende Erklärung für das Auftreten einer Zwangsstörung. Rein biologische Erklärungsmodelle greifen ebenso zu kurz wie rein psychologische Modelle. Das biopsychosoziale Modell erkennt gleichermaßen die Bedeutung des Individuums als auch biologischer Prozesse als relevante Systemfaktoren an. Psychologische, soziale, kulturelle und auch somatische Faktoren interagieren. Um ein Kind mit psychischen Störungen angemessen verstehen zu können, muss die Wechselwirkung zwischen biologischen und psychischen Eigenschaften und den sozialen Lebensbedingungen beachtet werden. Erkenntnisse anderer Wissenschaftsdisziplinen wie der Sozialpsychologie, der Entwicklungspsychologie, der Bindungstheorie oder der Theorie des sozialen Lernens werden berücksichtigt.

Psychische Störungen werden als integrierter Bestandteil zirkulärer Wechselwirkungsprozesse dieser größeren biopsychosozialen Systeme verstanden, in die ein Kind eingebunden ist. Sie entstehen in der Regel nicht durch einzelne Elemente von Systemprozessen – wie etwa frühkindliche Traumen oder die Sozialisation in der Familie. Sowohl die Aspekte einer harten Wirklichkeitsebene als auch einer weicheren Wirklichkeitskonstruktion sind bedeutsam.

Es gelten die Prinzipien der Äquifinalität. Das Zusammenspiel von Bedingungsfaktoren und systemischen Wirkungen ist komplex (Oerter 2002). Gemäß des von Reiter (1993) eingeführten Konzeptes der klinischen Konstellation können bei dem Auftreten von Störungen biologische Aspekte, individuelle Aspekte, familiäre Faktoren, soziale und soziokulturelle Faktoren und Umweltbedingungen unterschieden werden, wobei diese miteinander interagieren und die Unterscheidung einzelner Wirkfaktoren letztlich eine Konstruktion des Beobachters ist (Rotthaus 2015). Die Prinzipien der Multifinalität und der Multikausalität besagen, dass ein und derselbe Entwicklungsweg und die dabei auftretenden Bedingungen zu unterschiedlichen Krankheitsbildern oder Störungen führen können. Kinder mit ganz ähnlichen familiären Sozialisationspunkten und Anlagen entwickeln sich zum Teil sehr unterschiedlich; es gibt keine stringente lineare Kausalkette als hinreichendes Erklärungsmodell für die Entstehung von pathologischen Phänomenen. Ein bestimmtes klinisches Erscheinungsbild kann von sehr unterschiedlichen Ausgangspunkten über mannigfaltige Entwicklungswege entstanden sein. Umgekehrt können ähnliche Ausgangsbedingungen zu sehr unterschiedlichen Endpunkten führen.

Die systemische Familienmedizin betrachtet Patient, Familie und Therapeut sowie weitere Behandler als Partner. Therapeuten stellen nach Möglichkeit eine Beziehung auf Augenhöhe her, bieten aber auch Informationen über Zwänge, über Erklärungsmodelle und Behandlungsoptionen und dergleichen mehr an, damit das Kind und seine Angehörigen entlastet und durch diese Aufklärung über die Symptomatik wie auch über die Lösungswege aufgeklärt sind und dadurch ein besseres Verständnis für das Geschehen aufbringen können.

6.3 Systemische Therapie beachtet Teil und Ganzes

Die Symptome von Kindern und Jugendlichen werden als solche ernst genommen, aber auch als metaphorischer Ausdruck eines weiteren sinnhaften Systemgeschehens verstanden[4]. Zumindest in ihren Ursprüngen haben Zwangssymptome Ausdruckscharakter. Das therapeutische Vorgehen ist daher sowohl störungsspezifisch als auch ideografisch. Es wäre ein Fehler, nur auf das Symptom zu fokussieren und die Arbeit mit den Eltern als reines Additiv zu verstehen. Ein angemessenes Modell komplexer Systeme erfordert in der Sprache der Systemsimulation sowohl ein Vorgehen *top-down* als auch *bottom-up*, also vom Ganzen her wie auch von den diversen Teilen.

6.4 Körperliche Faktoren

Zumindest ein Teil der Kinder mit Zwängen kann durch ihre *biologische Ausstattung* belastet sein, etwa bei einer Häufung von Angehörigen mit Zwängen über Generationen hinweg. Die neuere Temperamentsforschung unterscheidet Temperamentsfaktoren, die in ihrer Gesamtheit das ausmachen, was wir als die Persönlichkeit oder als das Wesen eines Kindes erleben. Dazu zählen das Aktivitätsniveau, die Stabilität von Biorhythmen, die Anpassungsfähigkeit bzw. Rigidität gegenüber Veränderungen, die Offenheit gegenüber neuen Reizen bzw. eine generelle Vorsicht ihnen gegenüber, die Reizschwelle und Reaktionsintensität, die Qualität der affektiven Grundstimmung,

4 Dies gilt übrigens auch für Zwänge, die im jungen Erwachsenenalter erstmalig auftreten. Die metaphorische Bedeutung wird oft erst deutlich, wenn sich die Zwangssymptomatik im Rahmen der Therapie zurückgebildet hat. Dazu ein Beispiel: Eine junge, in Deutschland aufgewachsene, aus dem südöstlichen Mittelmeerraum stammende Frau entwickelt einen Kontrollzwang und kontrolliert abends wiederholt, dass unter ihrem Bett kein Räuber versteckt ist. Nach dem Rückgang dieses lästigen Symptoms thematisierte sie ihre Sorge, für ihre bevorstehende Heirat den »richtigen« Mann gewählt zu haben und nicht wie in vergangenen Beziehungen jemanden, der sie – auch materiell – ausnutzen will.

die Ablenkbarkeit, die Aufmerksamkeitsspanne sowie die Ausdauer (Möhler u. Resch 2012; Retzlaff 2013; Zentner 1998). Manche Kinder - und manche Eltern - neigen dazu, sich ausgeprägt rigide und stur zu verhalten. Sie bestehen auf ihrer Vorgehensweise und haften an ihrer Sicht der Dinge.

Bereits in den Siebzigerjahren des letzten Jahrhunderts wies Birbaumer (1975) darauf hin, dass bei Menschen mit Zwangsgedanken eine hohe Aktivierung im Sinne von persistierenden Erregungskreisen linkshemisphärisch im Sprachzentrum zu beobachten sind, ohne Generalisierung über den Hippocampus in andere Areale. Menschen mit Zwängen sind eher »kopflastig«. Sie versuchen sich Sicherheit durch Nachdenken zu verschaffen. Ein Gefühl von Sicherheit ist jedoch primär ein körperliches Phänomen.

Nach Auffassung von Signer-Fischer (1993) besteht bei etlichen Kindern mit Zwängen eine Besonderheit der Wahrnehmungsorganisation in Form einer gestörten Figur-Hintergrund-Differenzierung bei der Verarbeitung akustischer, visueller und kinästhetischer Reize. Unwichtige Reize werden nicht oder nicht hinreichend ausgeschaltet, was mit einem Gefühl der Unsicherheit einhergeht. Dadurch fällt es ihnen schwer, eine Wahrnehmung »loszulassen« oder zu dezentrieren. In der Sprache der Gestaltpsychologie wird eine Gestalt nicht geschlossen. Diese Personen haften an kleinen Einzelheiten im Sinne der weiter oben beschriebenen Detailversessenheit. Bestimmte kognitive Funktionen wie die Umstellungsfähigkeit, die selektive Aufmerksamkeitsfokussierung oder die Kontrolle von Handlungsimpulsen erscheinen zumindest zeitweise erschwert.

Kindern und Jugendlichen kann man diese Zusammenhänge folgendermaßen erklären: *»Du weißt doch sicherlich, was ein Ohrwurm ist? Das ist so ein Lied, das man nicht aus dem Kopf bekommt und einem wieder und wieder durch den Sinn geht. Du bist sozusagen nicht mehr im Chefsessel, sondern dein Geist (bei Kindern: dein Kopf) hat auf ›automatische Steuerung‹ geschaltet und kreist immer wieder um dasselbe Lied. Ähnlich funktioniert das mit Grübelgedanken, die immerfort kreisen und von denen man zuerst auch nicht weiß, wie man sie loskriegen soll. Das heißt: Du müsstest wieder Chef werden und selber bestimmen, worüber du nachdenken willst.«*

Die biologische bzw. genetische Ausstattung ist allerdings keine hinreichende Erklärung für das Auftreten von Zwängen. Diese sind eingebettet in das Familiengeschehen und können Ausdruck von ganz unterschiedlichen Themen sein: Eifersucht und Neid auf Geschwister, Schwierigkeiten im Umgang mit Gleichaltrigen, überhöhter Ehrgeiz und große Ansprüche an die eigene Person, die Neigung, eigene Fehler unbedingt vermeiden zu wollen, eine unverarbeitete Trauer, Schwierigkeiten mit der Rolle als Mann oder Frau, Schwierigkeiten im Umgang mit der eigenen Sexualität und Körperlichkeit. Eltern und Geschwister haben oft ähnliche Probleme und Symptome. Deshalb sollte die symbolische Bedeutung des Zwanges und seine mögliche Funktion innerhalb der Familie beachtet werden.

Zu den Entwicklungsaufgaben von Kindern zählt insbesondere die Entwicklung eines *Körper-Selbstbildes* (Havighurst 1972), welches für das Erleben von Selbstsicherheit Voraussetzung ist. Viele Kinder mit Zwängen sind ausgeprägt kognitiv ausgerichtet. Ihr Körperbild wirkt oft nicht gut ausgebildet, und sie sind motorisch unsicher. Kinder und Jugendliche mit Zwängen haben eher keinen guten Zugang zu ihrem Körpersinn, wirken eher kopfig und übermäßig rational[5]. Das Gefühl, die Welt ist in Ordnung, ein Gefühl von Sicherheit und Geborgenheit sind in erster Linie ein körperliches Gefühl. Menschen mit Zwängen sind - in *manchen* Kontexten - übergenau und haben akzentuierte Wahrnehmungsstrategien. Entgegen der naheliegenden Annahme, die Betroffenen hätten durchgängig rigide, zwanghafte Züge kommen Zwangssymptome durchaus auch bei Menschen mit histrionischen Anteilen vor.

6.5 Emotionale Regulation

Zwangssymptome lassen sich als Schwierigkeiten der emotionalen Regulation verstehen. Die Kinder halten Spannungen nicht sonderlich

5 Ein Kerl, der spekuliert [zu viel im Kopf ist],
ist wie ein Tier, auf dürrer Heide
von einem bösen Geist im Kreis herumgeführt,
und ringsumher liegt schöne, grüne Weide.
Goethe (1808): Faust 1, Studierzimmer (Mephistopheles)

gut aus. Sie fühlen sich unsicher in herausfordernden Situationen, erleben Regungen wie Ärger, Ekel, Neid und Schuldgefühle, wollen diese aber nicht haben und verspüren den Drang, durch innere oder äußerliche Handlungen die Spannung zu beseitigen. Es fehlt ein inneres sicheres Körpergefühl, das den Drang erträglich und aushaltbar macht. Werden die Zwangshandlungen unterlassen, kommt es zu Gefühlen von Unbehagen und einem Getriebensein, in extremeren Fällen zu Wutausbrüchen. Im DSM-5 (American Psychiatric Association 2018) wird dieser Drang als Grundlage von Zwängen betont und gilt als bedeutsamer im Vergleich zu dem angstvollen Aspekt. Zu dem Erleben von Spannung bzw. einem Drang kann es auch bei inneren Konflikten infolge von Impulsen kommen, die nicht akzeptiert werden.

Oft bestehen Zorn, Neid, Angst, Scham etc. und gleichzeitig der Anspruch, dass dies nicht sein dürfe. Im Verlauf der Gespräche muss gelernt werden, Angst, Aggression und Schuld ertragen zu können. Gefühle von Spannung und ungeliebten Affekten sollten normalisiert werden. Durch das Sprechen über diese Affekte, durch Beispiele aus dem Alltagsleben und durch paradoxe Übertreibungen können sie als allgemein menschliche Regungen dargestellt werden und damit ihren »Stachel« verlieren, was etwas Versöhnliches gegenüber der eigenen Person hat. Beispielsweise leidet ein Mädchen an Zwangsimpulsen, der älteren Schwester etwas Gemeines anzutun und diese mit der Schere zu verletzen oder ihr in einer anderen Weise wehzutun. Eigentlich ist sie eifersüchtig auf ihre Schwester, weil diese nach ihrem Eindruck vom Papa bevorzugt und mehr beachtet wird. Es liegt nahe, mit der Familie nicht nur über die Symptome zu sprechen, sondern auch darüber, wie man mit Ärger, Neid und dgl. konstruktiv umgehen kann.

Ein möglicher therapeutischer Ansatzpunkt ist die Umdeutung des Zwanges in einen inneren Drang. Angst und Spannung können entmystifiziert werden: »Niemand stirbt an so etwas!« Man kann die Idee einführen, dass man Dinge tun und lassen kann, selbst wenn es einen »innerlich juckt« - und hierzu fallen dem Kind, den Eltern und dem Therapeuten gewiss die eine oder andere Lösungsgeschichte aus ihrem Leben ein.

6.6 Lebenszyklus-Perspektive

Aus einer Lebenszyklus-Perspektive können Symptome als eine Stagnation des Werdens, als Ausdruck von Umbrüchen in der Lebenssituation aufgefasst werden, die noch nicht oder nicht gut gemeistert werden. Diese Stagnation in einem Lebenszyklusschritt gilt es zu erkennen und aufzulösen. Spannungen, Stress und auch unangenehme Gefühle sind Teil des Lebens und der Entwicklung von Kindern. Symptome verweisen im positiven Sinne auf einen Entwicklungsschritt und können als Vorboten des Neuen gedeutet werden (Welter-Enderlin u. Hildenbrand 1996). Im Verlauf ihrer Entwicklung müssen Kinder und Jugendliche viele Entwicklungsschritte meistern. Kleine und größere Schwierigkeiten wie Ängste, Sorgen, Verstimmungen und Stress sind nicht ungewöhnlich. Bei einer guten Passung gelingt es Kindern und ihren Familien immer wieder, solche Schwierigkeiten zu lösen, ohne dass sich eine psychische Störung festsetzt.

Ritualisierte Abläufe etwa beim Zubettgehen, das Festhalten an liebgewonnenen Gewohnheiten, magisches Denken und ritualisierte Spiele sind Teil der Entwicklung von Kindern (O'Connor a. Hoorwitz 1988; Jans et al. 2007; Signer-Fischer 1993). Im Alter von drei bis fünf Jahren bestehen Kinder zum Beispiel auf genauen Abläufen, wie etwa beim Vorlesen der Gutenachtgeschichte, und niemand darf diese stören. In diesem Alter ordnen Kinder gerne Dinge nach Farben, Größen und Formen. Wie in Kapitel 2 beschrieben sind diese kindlichen Rituale kein Hinweis auf eine beginnende oder spätere Zwangssymptomatik.

Zur menschlichen Kultur gehören Rituale, die aus einer Abfolge genau festgelegter Handlungen bestehen. Sie haben im sozialen Leben einen hohen Stellenwert und vermitteln ein tiefes Gefühl der Sicherheit. Jugendliche wollen zu einer Verabredung mit einem Jungen oder einem Mädchen unbedingt in dem Lieblings-Outfit erscheinen, mit der magischen Idee, dies werde ihnen helfen, sich gut zu fühlen, und Glück bringen. Symbolhandlungen geben das Gefühl von Kontrolle, Sicherheit und innerer Freiheit; sie können aber auch fehlangepasst sein. Das Aufräumen des Schreibtisches und Ordnen von Gegenständen vor einer Arbeit verschafft auf symbolischer Ebene das Gefühl scheinbarer Kontrolle. Das abendliche Zähneputzen kann gleichzeitig wie ein Ritual wirken, mit der symbolischen Bedeutung:

»Alles in Ordnung. Jetzt ist Abend, und du kannst mit einem guten Gefühl zu Bett gehen.«

Zwänge sind mehr als ein erlerntes unvernünftiges Fehlverhalten. Sie entsprechen einer archaischen Organisation des Denkens auf einer kindlichen präoperationalen Entwicklungsstufe. Deshalb sind sie auf einer rationalen vernunft- und einsichtsbetonenden Ebene nur bedingt zu erreichen, weil das Denken nicht auf Logik im Sinne Erwachsener beruht. Die Regeln von Ursache und Wirkung werden außer Acht gelassen. So wird eine kausale Verbindung zwischen zwei Ereignissen angenommen, weil diese zeitlich nah beieinander auftreten. Kennzeichnend für magisches Denken, das für die präoperationale Entwicklungsstufe charakteristisch ist, ist eine Gleichsetzung eines Gedankens mit einer Handlung. Wenn ein Kind auf die große Schwester wütend ist und sich wünscht, sie möge sterben, fühlt es sich ebenso schuldig, als wenn es tatsächlich versucht hätte, sie umzubringen. Die Welt der inneren Gedanken und Impulse und die der äußeren Realität sind nicht gut getrennt. Ausdruck des magischen Denkens ist die Annahme, die Gedanken, Worte und Handlungen des Kindes könnten Geschehnisse beeinflussen, hervorufen oder verhindern, die damit eigentlich gar nicht in Verbindung stehen. »Wenn ich an etwas Schlimmes denke, wenn ich die Treppe heruntergehe, dann könnte es eintreten.« Magische Rituale von Kindern sind ein natürlicher Ausdruck des präoperationalen Denkens. Wenn ein Kind sich gewünscht hat, die Schwester wäre tot, und fürchtet, dass dieser Wunsch deren Tod tatsächlich herbeiführen könnte, wird verständlich, warum das Kind ein magisches Ritual spielt, sie würde eine Puppe wiederbeleben, die sie zuvor »umgebracht« hatte (O'Connor a. Hoorwitz 1988). Das magische Denken wird erst mit dem Erreichen einer höheren Entwicklungsstufe überwunden. In der Stufe des konkret-operationalen Denkens werden Gegenstände hergestellt, gezählt und gesammelt, was gelegentlich an zwanghaftes Verhalten erinnern kann. In dieser Phase lassen sich bestimmte zwanghaft anmutende Gedanken, Handlungen und besondere Ängste beobachten, die sich leicht durch ein magisches Ritual auflösen lassen (O'Connor a. Hoorwitz 1988; Signer-Fischer 1993).

6.7 Veränderung der Stimmungslage

Zwangssymptome entsprechen einem Denken auf einer kindlichen magischen Entwicklungsstufe und lassen sich deshalb leichter mit kindgerechten spielerischen Interventionen ansprechen, die plakativ formuliert eher rechtshemisphärische Prozesse ansprechen, als durch Interventionen auf rein kognitiver Ebene. Nach Spinoza (1986) lässt sich eine starke negative Emotion besser mit einer starken positiven Emotion beeinflussen als durch einen guten Gedanken. Eine systemische Standardtechnik ist die Veränderung der Stimmungslage innerhalb der Sitzung (Minuchin 1977). Im Kapitel 7 finden sich Interventionen, die direkt im Sinne einer Musterunterbrechung die Stimmungslage des Kindes oder Jugendlichen und der Familie wandeln.

6.8 Problemgesättigte Narrative und das Einnehmen einer Opferposition

Bei psychischen Beschwerden macht die Art und Weise, wie über eine Schwierigkeit gesprochen wird, einen erheblichen Teil der Problemhaftigkeit aus. Eltern und Kinder schildern Zwänge meist in Form eines problemgesättigten Narrativs - die Wirklichkeitskonstruktion ist geprägt von Ohnmacht und Hilflosigkeit. Scheinbar »muss« das Kind die Zwangshandlungen ausführen und »kann einfach nicht anders«. In der Logik des Glaubenssystems des Kindes und seiner Familie »muss« dem Zwang nachgegeben werden, es »muss« kontrollieren, alles im Griff haben, die Hausaufgaben »müssen« 150 % penibel gemacht werden. Das Kind oder der Jugendliche nehmen eine von Hilflosigkeit geprägte Position, eine klassische Opferposition ein: »Das und das passiert, der Zwang überkommt mich und ich kann nichts tun!« »Unser Kind wird von den Zwängen überwältigt, wir können nichts tun!« Lösungsmuster wären eine Re-Attribution von Verantwortung, ein Gefühl von *agency* (McDaniel, Hepworth u. Doherty 1997) oder Selbstwirksamkeit, ein Kohärenzgefühl und ein aktives Herangehen an die Symptomatik, um diese zu überwinden.

6.9 Zwänge als soziale Konstruktion

Ob ein Verhalten als Problem oder als Störung mit Krankheitswert angesehen wird, ist auch Ergebnis eines sozialen Konstruktionsprozesses. Gelegentlich stellen Eltern, die früher selber an einer Zwangsneurose gelitten haben, ein Kind mit der Fragestellung vor, ob es Hinweise auf zwanghaftes Verhalten gibt. Mit ihnen und dem Kind gemeinsam kann anhand von Informationen über Zwangsstörungen, aber auch auf der Grundlage eigener Einschätzungen entschieden werden, welchen Stellenwert das präsentierte Verhalten hat. Umgekehrt kann es vorkommen, dass Eltern eines Kindes mit Zwängen bei der Frage: »Wen gibt es in Ihrer Familie, dem Ihr Kind mit seinen Zwangssymptomen ähnelt?« erstaunt sagen, dass es diesen oder jenen Großelternteil oder einen Onkel oder eine Tante gäbe, die »seltsames« Verhalten an den Tag gelegt hätten, beispielsweise besonders viel geputzt, besonders peinlich auf Ordnung bedacht gewesen wären, ohne dass jemand auf die Idee gekommen sei, dies als Störung zu werten. Auch die Dekonstruktion einer Diagnose oder das Verkennen der Problemhaftigkeit kann ein Problem darstellen.

Ein zwölfjähriges Mädchen wird wegen gewalttätigen »delinquenten« Verhaltens in eine stationäre kinder- und jugendpsychiatrische Einrichtung aufgenommen. Daheim hat sie, wenn jemand in ihrem Zimmer etwas berührt oder ihre Ordnung durcheinandergebracht hat, die Geschwister und Eltern zunächst beschimpft, dann attackiert. Der stationäre Aufenthalt wird mangels Fortschritten immer wieder verlängert, da sie bei Wochenendbesuchen daheim weiterhin darauf besteht, die Familie möge sich an ihre Ordnung halten. Den Eltern wird von den Klinikmitarbeiterinnen geraten, Grenzen zu setzen und auf deren Einhaltung zu bestehen, was dazu führt, dass das Mädchen die Störung seiner Grenzen und seiner Ordnung verstärkt durchzusetzen sucht und mit einem Küchenmesser droht. Ein Erkennen der Symptome als Ausdruck eines Zwanges hätte möglicherweise zu einer Verhütung einer solchen Eskalationsspirale beitragen können.

Viele von Zwängen betroffene Kinder und Jugendliche, ihre Eltern, aber auch Helfer sprechen über die Zwangssymptome meist so, als ob sie ausgeführt werden *müssten*. Übersehen wird, dass die Zwangssymptome keineswegs immer oder immer in gleicher Stärke bestehen, sondern fluktuieren. Mit der Einführung des DSM-5 bietet sich eine Umdeutung des Zwanges zu einem Drang an - einem Drang kann man subjektiv vermutlich leichter widerstehen als einem Zwang. Grübeln kann auch als Stand-by-Schaltung des Gehirns bezeichnet werden: *»Der Geist kennt keinen Leerlauf - wenn man unterfordert ist und Langeweile hat, kommt man auf seltsame Gedanken.«*

6.10 Lösungsorientierte Perspektive

Die lösungsorientierte Therapie (de Shazer 1989; Steiner u. Berg 2005) ist aus der strategischen Kurzzeittherapie des *Mental Research Institutes* in Palo Alto heraus entstanden. Das Modell unterstellt, dass Klienten über Ressourcen zur Lösung ihrer Schwierigkeiten verfügen, diese aber durch eine selektive Wahrnehmung übersehen und in eine Selbstbeschreibung übergehen. Statt den Problemlöseversuch umzukehren, wird es als hinreichend betrachtet, Ausnahmen vom Problem zu beachten oder irgendetwas anderes zu tun, als den bisherigen untauglichen Lösungsversuch fortzusetzen. Eine erste lösungsorientierte Intervention besteht entsprechend in dem Vorschlag: *Beachte, wann der Zwang nicht auftritt oder schwächer ist als sonst.* Die Antworten auf diese Aufgabe, die auch gerne bis zur nächsten Sitzung mitgegeben werden kann, sind häufig Berichte über das, was dem Kind oder dem Jugendlichen guttut: Sport, Musik hören, etwas Schönes mit den Eltern machen, shoppen, lesen und dergleichen mehr. Gemäß der Devise *never change a winning game* kann man die Kinder und Jugendlichen anregen, mehr davon zu tun oder sich öfters Zeit für kleine und große gute Momente zu schaffen.

6.11 Der Lösungsversuch als Problem

Die am *Mental Research Institute* entwickelte systemische Kurzzeittherapie (*Brief Strategic Therapy - BST*; Fisch, Weakland u. Segal 1987) geht von der Annahme aus, dass Menschen ständig kleinere und größere Schwierigkeiten lösen. Zu einem Problem werden Schwierigkeiten erst dann, wenn der Lösungsversuch kontraproduktiv ist und das

Problem verschlechtert, statt es zu beseitigen. Wird an einem solchen untauglichen Lösungsversuch starr festgehalten, entstehen Probleme. Ein literarisches Beispiel ist die kleine Fabel von Franz Kafka:

> »›Ach‹, sagte die Maus, ›die Welt wird enger mit jedem Tag. Zuerst war sie so breit, dass ich Angst hatte, ich lief weiter und war glücklich, dass ich endlich rechts und links in der Ferne Mauern sah, aber diese langen Mauern eilen so schnell aufeinander zu, dass ich schon im letzten Zimmer bin, und dort im Winkel steht die Falle, in die ich laufe.‹ – ›Du musst nur die Laufrichtung ändern‹, sagte die Katze und fraß sie« (Kafka 1976).

Bei Zwangsgedanken erlebt ein Kind Gedanken und Impulse mit aggressivem, furchterregendem oder traurigem Inhalt und bewertet diese als anstößig und nicht tolerierbar. Statt sie einfach abzutun oder sich einzugestehen, *»Jawohl, das wäre schlimm« oder »Richtig, ich bin echt sauer auf meine hübsche Schwester, dieses kleine Miststück, und würde am liebsten sonst etwas mit ihr tun!«*, wird versucht, diese Gedanken nicht zu denken und zu verbannen. In einer Art Rückfall in ein kindlich-magisches Denken werden Gegengedanken mobilisiert und ritualisiert wiederholt – doch die »schlimmen Gedanken gehen einfach nicht weg«! Meist ist das Wissen vorhanden: *»Wenn ich die Handlungen nicht ausführe, passiert sicherlich nichts – in der Vergangenheit ist ja auch nichts passiert. Außerdem sieht sowieso keiner, was ich tue. Und wer hat schon die Macht, eine Krankheit wie Krebs zu vereiteln? Dennoch – es könnte ja sein, dass sich der Krebs langsam entwickelt und man nur nicht sieht, welche schlimmen Folgen die Unterlassung meines Zwangsrituals hat. Deshalb lieber auf Nummer sicher gehen und mit den Zwangsritualen weitermachen …«* Der Versuch, Kontrolle über ein spontanes körperliches oder psychisches Geschehen auszuüben, führt wie in der griechischen Tragödie die Geschehnisse herbei, die abgewendet werden sollen. Das bekannte Beispiel: »Denke nicht an den vollen Kühlschrank!« veranschaulicht diese Dynamik.

Für das Bestehen bzw. Fortbestehen der Symptomatik sind auch die Problemsicht, die Lösungsversuche der Eltern und die Überzeugung vom Ort der Kontrolle – internal oder external – maßgeblich (Fisch, Weakland und Segal 1987). Wer soll sich ändern, wer soll aktiv werden? Eltern können Zwangssymptome bagatellisieren, was zu einer Verschleppung einer aktiven Auseinandersetzung führen kann, oder sie dramatisieren sie, halten sie für ein ernsthaftes psychisches Problem, für dessen Lösung sie sich nicht zuständig fühlen. Ein verbreitetes Muster ist die »Sei-spontan-Falle«: Manche Eltern hoffen darauf, das Kind werde irgendwann von innen heraus selbsttätig seine unvernünftigen Handlungen oder Gedanken bleiben lassen. Ähnlich wie bei Kindern, die insgeheim hoffen, Zwangssymptome würden irgendwie von alleine weggehen und sie in Ruhe lassen, führt dies zu einer abwartenden Haltung, die Teil der Problemhaftigkeit sein kann.

Die paradoxe Aufforderung, Symptome absichtlich herbeizuführen, verändert diese Position. Die Klienten werden zu aktiv Handelnden und gewinnen die Hoheit über ihr Verhalten zurück. Das Symptom wird umgedeutet, dem Symptom wird also eine soziale Funktion zugeschrieben: *»Du grübelst nach, ob du deine Freundin genug liebst. Dies ist ein Zeichen, dass du sie wirklich gernhast und wirklich liebevoll für sie da sein möchtest, um sie auf keinen Fall zu verlieren.«* Dadurch, dass das Kind sich allmorgendlich zu einer bestimmten Zeit an einem festgelegten Ort immer auf denselben Stuhl setzt, die »Zwangsgedanken« absichtlich auslöst und sie dann notiert, um um Punkt 7.00 Uhr wie gewohnt zu frühstücken, gewinnt es seine Handlungshoheit zurück. Das zwangshafte Sorgenritual wird also absichtlich herbeigeführt und verliert damit letztlich den Charakter eines Symptoms (Fisch, Weakland u. Segal 1987; Nardone 1997; Retzlaff 2016b). In der Regel kommt es zu einem Rückgang der Symptome, und zumindest wird die Unsinnigkeit der Gedanken deutlich und das Kind oder der Jugendliche ist bereit, sich dagegen zu wehren, und verlässt seine Opferposition.

Menschen mit Zwangsgedanken versuchen, ein Gefühl von Sicherheit oder Gelassenheit auf kognitivem Weg zu erlangen. Sie grübeln immer weiter und weiter und kommen vom Hundertstel zum Tausendstel: *»Kann beim Masturbieren unter der Dusche Sperma an den Fingern zurückgeblieben sein? Wenn man jetzt in der gemischten Mannschaft den Volleyball mit der Hand berührt und dieser dann von einem Mädchen angenommen wird – ist es wirklich ausgeschlossen, dass sie schwanger wird …?«* Dieses Beispiel mag verdeutlichen, wie quälend Zwangsgedanken werden können. Innerliche Sicherheit ist nicht primär ein kognitives Geschehen, sondern etwas Körperliches – ein dreidimensionales Gefühl in Armen und Beinen, im Rumpf und im

Bauch, das vom Kopf registriert wird. Paradoxe Interventionen können als Musterunterbrechung verstanden werden, die einen untauglichen Lösungsversuch unterbrechen und durch geeignetere Mittel ersetzen.

Ein Teil der Würze des Lebens besteht darin, dass wir letztlich keine Kontrolle darüber haben, was im Großen und Ganzen passiert. Wie viele andere Menschen machen Kinder mit Zwängen einen Kategorienfehler. Wir können zwar zumindest partiell beeinflussen, was wir tun, und uns in einem eingeschränkten Bereich Orientierung verschaffen, wir können aber nicht das Leben als solches kontrollieren. Der Versuch, dies zu erreichen, führt letztlich zum Scheitern. Die radikalste, konsequenteste und sowohl philosophisch als auch psychologisch anspruchsvollste Intervention verlangt vom Kind, sich das Allerschlimmste auszumalen und dann zu *bejahen, dass es so kommen könnte und so kommen darf,* wenn es das Leben oder Schicksal so will. (Meist allerdings brechen die Zwangsgedanken vorher ab, und es gibt kein klares Bild, was denn nun eigentlich wirklich so Schreckliches passieren könnte.) - Diese Haltung einer tiefen Akzeptanz führt zu einer großen inneren Freiheit und Gelassenheit gegenüber den Unwägbarkeiten des Lebens. Das bekannte, Thomas Morus zugeschriebene Gelassenheitsgebet drückt diese Haltung aus:

> Gott, gib mir die Gelassenheit,
> Dinge hinzunehmen, die ich nicht ändern kann,
> den Mut, Dinge zu ändern, die ich ändern kann,
> und die Weisheit, das eine vom anderen zu unterscheiden.

In der Logik des Ansatzes von Watzlawick und der des *Mental Research Institutes* bedeutet dies, einen kontraproduktiven Kontrollversuch aufzugeben. Auf spiritueller Ebene überantwortet man sich einer höheren Macht - wenn man denn an eine solche glaubt - oder dem Schicksal. Manchmal beten Kinder inständig: »Der Herr möge mir die schlimmen Gedanken nehmen!« Therapeutisch sinnvoll ist die Aufforderung, das genaue Gegenteil zu tun: »Bete, die Kraft zu erhalten, schlimme Gedanken auszuhalten!« Es ist jedoch wenig realistisch, ohne weitere Vorbereitung von Kindern und Jugendlichen zu verlangen, sich mit ihren schlimmsten Zwangsbefürchtungen imaginativ zu konfrontieren und diese zu bejahen. Weiter unten werden körpernahe und achtsamkeitsbasierte Strategien beschrieben, die dabei helfen können.

Zwangshandlungen können als ein Versuch verstanden werden, *innere Spannung durch eine Handlung zu bannen*. Eine Jugendliche kontrolliert wieder und wieder, ob sie alle Hefte und Stifte für den Unterricht dabeihat oder ob der Tierkäfig wirklich verschlossen ist. Die Ausführung des Rituals nährt die Illusion, die Angst zu kontrollieren, zieht aber das wiederholte Ausführen des zwangshaften Rituals nach sich. Es fehlt der entscheidende Schritt nach einer Kontrollhandlung, das Gefühl: »Jetzt ist es gut.« Bei chronifizierten Verläufen verbringen Jugendliche einen erheblichen Teil ihres Tages mit den Zwangshandlungen und benötigen mitunter drei, vier Stunden beispielsweise für die morgendlichen Waschzwänge. Auch hier ist der Lösungsversuch zum Problem geworden. Der Teufelskreis hat den Charakter eines autopoietischen Systems angenommen (Nardone 1997). Je mehr man sich rückversichert und kontrolliert, desto unsicherer wird man (Radomsky et al. 2010); denn unterschwellig signalisiert das viele Kontrollieren dem Geist: »Hier muss es ganz schön gefährlich zugehen, wenn du so viel kontrollieren musst!«

Ähnlich funktioniert eine zwanghafte Entscheidungsschwäche. *»Soll ich diese Hose anziehen oder jene? Oder doch lieber die andere?«* Und so kleidet sich der Jugendliche an und wieder aus, wieder und wieder. Oder ein Kind überlegt: *»Soll ich diesen Fuß vorsetzen oder jenen?«* Diese Frage mag absurd erscheinen, aber manche Kinder frieren quasi an einer Stelle ein und rühren sich nicht vom Fleck. Rasch vermeiden sie es vorsorglich, das Haus überhaupt zu verlassen, um nicht Gefahr zu laufen, erneut festzuhängen. Doch eine gute Entscheidung lässt sich nicht primär auf kognitivem Weg durch Nachdenken erreichen. Auch kleine Entscheidungen wie die Frage, »Will ich einen Apfel oder eine Orange als Nachtisch?«, erfordern, nach innen zu spüren und eine körperliche Resonanz wachzurufen, ob einem heute die eine oder die andere Frucht besser munden wird.

Hinter Zwangshandlungen finden sich häufig bestimmte Glaubenshaltungen wie ein übertriebener Perfektionismus, eine hypersensitive Beachtung von kleinen, eher nichtigen Fehlern und eine überstrenge perfektionistische Forderung an sich. Gemeinsam von der Familie geteilte Überzeugungen bestimmen, wie das Leben wahrgenommen wird und welche Handlungsoptionen gesehen werden (Walsh

2003). Überzeugungen, Einstellungen, Vorlieben und Annahmen werden als Grundprämissen des Seins verinnerlicht (Walsh 1998). Die geteilte Wirklichkeitskonstruktion der Familie entsteht aus den sozialen und familiären Transaktionen; sie beeinflusst die Familienprozesse und wird durch Erfahrungen und im Umgang mit Krisen verändert (Reiss 1981).

Wirklichkeitskonstruktionen lösen emotionale Reaktionen aus und bestimmen Entscheidungsprozesse mit. In manchen Fällen haben Kinder mit Zwängen ähnlich wie ihre Eltern hohe Leistungserwartungen, Gefühle von Unsicherheit im Leben oder ein exzessives Bedürfnis nach Kontrolle. Manchmal sind Eltern deutlich lockerer als ihre Kinder, können ihnen das jedoch nicht überzeugend herüberbringen. Wichtiger als das, was Eltern sagen, ist das emotionale Grundklima, das von Kindern übernommen wird. Durch die Vorgabe eines zu eng gefassten Soll-Wertes werden Zwänge begünstigt. Perfektionismus und Sicherheitsstreben führen als Lösungsversuche zu ständigem Kontrollieren, gekoppelt mit einer hohen inneren Anspannung. Das Leben zu nehmen, wie es kommt, wirkt als Gegenmittel.

Eine grundlegende paradoxe Strategie besteht darin, das *Gegenteil des bisherigen Lösungsversuches zu tun und gewissermaßen in die Gegenrichtung zu marschieren.* Bei einer solchen Kehrtwendung um 180° besteht die Logik darin, Spannung absichtlich auszulösen, sie auszuhalten und sogar noch zu erhöhen, statt davonzurennen oder sie durch Scheinlösungen loswerden zu wollen.

Es geht also letztlich darum, nicht vor den eigenen Gefühlen wegzurennen. Diese zentrale systemische Interventionsstrategie ähnelt in einer bestimmten Weise der Expositionstherapie. Anders als in der Verhaltenstherapie soll das Kind jedoch nach Möglichkeit nicht passiv seinen Ängsten ausgesetzt werden. Günstiger ist es, wenn sich das Kind aktiv aus freien Stücken sagt: *»Das mute ich mir zu, das stehe ich durch! Ich lass mich nicht vom Kontrolletti beherrschen, sondern tue, was ich will!«* und damit eine Ich-Position einnimmt.

Ungünstig ist es, wenn das Kind versucht, sich von seinem Drang abzulenken und innerlich auszuweichen. Ungünstig ist es aber auch, wenn es total auf den Drang fokussiert und diesen damit überwertig macht, was die Probleme vieler Kinder mit klassischen, zu simplifizierend ausgeführten Expositionsbehandlungen erklärt. Sehr hilfreich sind Übungen zum Zentrieren in der Gegenwart, damit das Kind nicht von seinem Drang und der Unruhe überschwemmt wird. Mit der Haltung *»Ich tue, was ICH will!«* kann es sich im Raum umschauen, Kontakt zu dem eigenen erlebenden Selbst halten, nicht an etwas anderes denken und sich ablenken, sondern gleichermaßen den eigenen Körper, seine Umgebung und das Gefühl von Drang wahrnehmen.

Eine paradoxe Kehrtwendung in die Gegenrichtung besteht darin, sich Fehler und Schwächen nicht nur zu erlauben, sondern absichtlich kleinere Fehler zu begehen, eine innere Spannung also zu provozieren und die Haltung einzunehmen: »Das gehört zum Leben einfach dazu«, um somit eigene Grenzen zu akzeptieren und nicht alles kontrollieren und verantworten zu wollen.

6.12 Standhalten statt flüchten

Eine weitere zentrale systemische Strategie für den Umgang mit Zwangshandlungen besteht darin, *sich dem Zwang zu widersetzen und Widerstand zu leisten* (Omer u. Lebowitz 2012; Schweitzer u. von Schlippe 2014). Kleine und große Patienten mit Zwängen wünschen sich oft, dass diese von alleine verschwinden, und haben die passive Erwartungshaltung: »Das soll aufhören!« - und zwar möglichst, ohne dabei Spannung zu spüren. Statt sich durch die Zwangshandlungen kurzfristig zu erleichtern, muss das Kind in Kontakt mit seinen wehrhaften, rebellischen, frechen und empörten Seiten kommen: *»Das lasse ich mir nicht mehr gefallen, was der Kontrolletti mir da einflüstert, das ist einfach gemein, ich mache, was ICH will!«*

Aus systemischer Sicht ist der Lösungsversuch der Eltern im Umgang mit den Zwangssymptomen des Kindes entscheidend für das Fortbestehen oder die Auflösung von Zwängen. Die Sorgen des Kindes lösen bei den Eltern eine Reaktion aus. Manche Eltern bagatellisieren die Nöte des Kindes und sagen: »Mach dir keinen Kopf, ist doch alles nicht tragisch!« und verschleppen damit unwillentlich das Problem. Andere Eltern reagieren mit einer allzu harten, wenig empathischen Forderung, den Unsinn zu lassen, üben exzessiv Druck aus, ohne das Kind angemessen zu unterstützen, sondern schimpfen und strafen, was den Druck des Kindes nur erhöht, auch wenn dahinter eine gute Absicht stehen mag. Andere Kinder sind parentifiziert, extrem überlastet mit Aufgaben, sie versuchen, einer Rolle gerecht zu werden, der sie noch nicht gewachsen sind, oder wurden sehr hart mit überhöhten Ansprüchen erzogen und heftig gestraft, wenn sie kleine Fehler begingen. Am häufigsten ist eine gewährende Haltung zu beobachten: Die Eltern wollen ihrem Kind Leid und Angst ersparen. Wegen der zum Teil vehement vorgetragenen Forderungen des Kindes verlangen sie nicht, dass es seine Zwänge meistert. Statt das Kind vor dem Einschlafen zu konfrontieren, ist es allemal leichter, eben doch mal schnell der Bitte nachzukommen, alle Türen und Fenster zu kontrollieren. Oft sind sich Eltern uneins, ob sie eher konfrontieren, fordern und oder sich gewährend verhalten sollen, mit dem Resultat, dass das Kind keine klare Unterstützung erhält. Ebenso wenig hilfreich ist es, wenn Eltern vermitteln: »Lass das doch, das ist doch Quatsch« und die Zwänge bagatellisieren. Auch die Suche nach den »tieferen« Ursachen kann manchmal Teil des Problems sein, wenn dadurch konkrete Schritte im Hier und Jetzt versäumt werden.

6.13 Familiäre Organisationsmuster

Aus der Sicht der klassischen systemischen Familientherapie können Symptome von Kindern als *Ausdruck einer ungünstigen Organisation* des Familiensystems verstanden werden, etwa in Form einer Rollenumkehr oder -konfusion zwischen Eltern und Kindern, diffusen oder allzu starren Grenzen, bei denen ein Kind seine Eltern mit seinen Nöten nicht erreichen kann, oder bei sozial isolierten Familien (Minuchin 1977; Minuchin u. Fishman 1983). Wiederkehrende Interaktionsabläufe, die eine gewisse Beständigkeit und Regelhaftigkeit aufweisen, werden in der klassischen systemischen Familientherapie als Struktur aufgefasst (Haley 1978; Minuchin 1983). Durch eine Änderung der Abläufe ändert sich die Struktur der Familie, was eine wichtige Voraussetzung für eine Überwindung der Zwangssymptome sein kann.

Anhaltende ungelöste Konflikte, Koalitionen zwischen einem Elternteil und dem Indexpatienten gegen den anderen Elternteil,

Rivalitäten um ein Kind - etwa in Familien mit getrennten Eltern, die einen fortgesetzten Scheidungskonflikt über das Kind oder den Jugendlichen austragen -, können eine anhaltende Grundspannung bewirken, die das Auftreten von Symptomen wahrscheinlicher macht. Als ungünstig und symptomverstärkend gilt eine Sündenbockdynamik mit einer elterlichen Koalition gegen ein Kind (Haley 1977). Manche Kinder mit Zwängen werden beispielsweise permanent wegen ihrer Symptome kritisiert und abgewertet. Nach Satir (1964, 1980) sind eine offene, klare Kommunikation und ein gutes Selbstwertgefühl auf der Ebene der Familie und der Einzelpersonen protektiv gegen das Entstehen von Symptomen und Konfliktmustern. Die Arbeit am Symptom gilt als Königsweg zur Veränderung der familiären Organisation (Minuchin 1977).

Konflikte zwischen zusammen oder getrennt lebenden Eltern, mit Geschwistern, Mitschülern oder dem Schulsystem können Nährboden für dauerhafte Anspannung sein und bei manchen Kindern das Auftreten von Zwängen begünstigen. Stress senkt den Schwellenwert für das Auftreten von Ängsten. Durch eine Auflösung solcher Konflikte wird dem Zwang gewissermaßen der Nährboden entzogen. Manchmal stehen Jugendliche in der Schule unter Dauerstress, weil sie aus einem falsch verstandenen Ehrgeiz unbedingt einen Schultyp besuchen wollen oder sollen, mit dem sie überfordert sind.

Der primäre Gewinn aus den Zwangssymptomen ist das kurzfristige Verschwinden von Spannungsgefühlen und die Illusion von Sicherheit. Im Laufe der Zeit kann ein eigentlich unsicheres Kind durch seine Zwänge in eine machtvolle Position kommen, in der sich die Familie nach seinen Wünschen und Forderungen richtet, obwohl diese exzessiv sind und das Leben der Familie massiv beeinträchtigen. Eine hilfreiche Vorgehensweise für ein Ausstiegsszenario wäre es, wenn die Eltern sich auf ihre Halt gebende Funktion besinnen, einen gemeinsamen klaren Standpunkt vertreten und das Kind bei der Überwindung seiner Zwänge und dem Aushalten der Spannung angemessen fördern und dabei gleichzeitig wohlwollend-nachdrücklich auf Änderungsschritten bestehen.

6.14 Paradoxe Hierarchieumkehrung

Nach Madanes (1981b) symbolisieren psychische Störungen von Kindern Schwierigkeiten, die auch für die Eltern ein offenes, ungelöstes Thema sind. Aus dem liebevollen Wunsch zu helfen lenkt das Kind durch sein Problemverhalten die Eltern ab und bietet ihnen einen Kristallisationspunkt für ihre Sorgen und Ängste. Gleichzeitig kommt es zu einer Umkehrung der hierarchischen Organisation in der Familie: Wenn Eltern die Hilfe ihres Kindes benötigen, um stark zu wirken, hat das Kind indirekt eine überlegene Position inne, weil es ihnen helfen muss, stark zu sein.

6.15 Familiengeschichten

Auf dem Hintergrund der Biografie der Familien lassen sich der Stellenwert und eine mögliche Sinnhaftigkeit von Symptomen besser verstehen. Die Vielzahl der aufgeführten Interventionen lässt sich sehr viel gezielter und wirksamer einsetzen, wenn man zusammen mit der Familie ein Verständnis der Familiendynamik gewonnen hat, die einen Verstehenskontext für Symptome darstellt. Die Arbeit an biografischen Themen ist dabei sehr viel fokaler als in anderen Therapieschulen und dient einem unmittelbaren Verständnis im Hier und Jetzt. Um die Lösungsversuche der Eltern besser zu verstehen, bietet es sich an, die *Familiengeschichte zu erfragen* und zu prüfen, wie in der Vergangenheit mit Symptomen und Konflikten umgegangen wurde und welche Erfahrungen die Eltern mit dem Erziehungsstil der eigenen Eltern in ihrer Kind- und Jugendzeit gemacht haben. Manchmal wollen Eltern auf keinen Fall ähnlich wie die eigenen Eltern übermäßig autoritär auftreten, andere Eltern sind bemüht, den Kindern ein Freund zu sein, versäumen es aber dabei, eine angemessene elterliche Position einzunehmen, oder sie haben die Idee, Kinder würden sich wie von selbst entwickeln, und übersehen die Erfordernis, ihnen Stütze, Ermutigung und Rückhalt zu geben.

6.16 Eltern unterstützen

Wenn Eltern ihrem Kind gegenüber allzu autoritär fordernd auftreten, kann mit ihnen besprochen werden, wie sie auf eine angemessene Weise emotionalen Rückhalt geben können. Besteht dagegen gegenüber dem Kind und seiner Symptomatik eine Schonhaltung, die zur Aufrechterhaltung seiner Probleme beiträgt, wären mit ihnen und dem Kind Absprachen zu treffen, welche Auseinandersetzungsschritte das Kind tun soll und welche Rolle die Eltern dabei übernehmen. Spannungen und Ängste werden normalisiert. Außerdem wird erläutert, dass zwischen Flüchten und Vermeiden und dem Fortbestehen der Zwangsrituale eine positive Rückkoppelungsschleife besteht. Die Eltern werden darin bestärkt, eine klare Position einzunehmen, falls ihr Kind versuchen sollte, sie in die Symptome einzubinden, und die Liebe zu zeigen, die »Nein« sagt. Dies erfordert auch, die Wirklichkeitskonstruktion der Familien zu hinterfragen und herauszufordern: *»Ihr Kind ist nicht aus Zucker, es vermag es durchaus auszuhalten, sich dem Zwang zu widersetzen. Sie dürfen nicht zulassen, dass der Zwang in der Familie die Bestimmerrolle einnimmt. Mit seinen Symptomen ruft Ihr Kind nach Eltern, die eine starke Position einnehmen und ihm im Umgang mit dem Zwang helfen.«*

6.17 Eltern und Kind als Team

In einem für die Therapie entscheidenden Reframing wird das Kind zu einem Opfer seiner Zwänge erklärt. Die Aufgabe der Eltern ist es zu helfen, Spannung zu ertragen, und konsequent zu fordern, sich dem Zwang zu widersetzen, und das Kind dabei zu unterstützen. Das Kind soll altersabhängig schrittweise mehr Verantwortung übernehmen und in hinreichend kleinen Schritten sich seinen Symptomen stellen. Alltägliche Pflichten und Routinen werden als selbstverständliche Notwendigkeiten deklariert. Die Zwänge sind kein Alibi, um nicht oder verspätet in die Schule zu gehen. Das Kind soll daheim mithelfen, so wie die anderen Geschwister auch. Der Vater kommt wie jedes Familienmitglied nach Hause, ohne sich vorsehen zu müssen, ja nur keine Geräusche zu machen. Die Dusche wird nicht dauerbelegt, sondern von allen benutzt, und die Eltern genießen ihren Feierabend ohne stellvertretende Kontrollgänge durch das Haus, die vom Kind verlangt werden. Eltern und Kind werden als Team deklariert, das bei der Überwindung des Herrn Zwang zusammenarbeitet. Dies verlangt von den Eltern eine intensive Kooperation. Ähnlich wie beim Schwimmen- oder Fahrradfahrenlernen bedarf es Ausdauer, Unterstützung und der Bereitschaft, »auch mal Wasser zu schlucken oder auf die Nase zu fallen«. Dazu gehören aber auch ermutigende Eltern, die Anleitung geben und sagen: »Komm, das packst du, zieh es durch!« (Furman 2005). Mit der Zeit nehmen sie sich dann mehr und mehr zurück.

Wie bei einer Impfung werden Kinder stärker, wenn sie sich auch unangenehmen Erfahrungen aussetzen. Dies stärkt zudem das *Familien-Kohärenzgefühl* und die Selbstwirksamkeitsüberzeugungen des Kindes und seiner Familie. Familien mit einem hohen Kohärenzgefühl sind in der Lage, schwierige Lebensumstände gut zu meistern (Retzlaff 2016a). Zu einem guten Kohärenzgefühl gehören drei Aspekte: Erstens die Überzeugung zu verstehen, in welcher Lage man sich befindet, zweitens das Gefühl von Handhabbarkeit - »Wir können etwas tun, um unsere Ziele zu erreichen« - und drittens ein Gefühl von Sinnhaftigkeit: »Es lohnt sich, sich auch dauerhaft für unsere Ziele einzusetzen und Anstrengungen dafür zu unternehmen, statt in einer Opferposition zu verharren.«

6.18 Externalisierung des Symptoms

Die Eltern von Kindern, die an Zwängen leiden, erleben sich meist in einer hilflosen, unterlegenen Position. Durch die Externalisierung ändert sich der »Tanz um das Problem«, und das Bewältigungsverhalten des Kindes wird auf eine spielerische, kindgerechte Weise unterstützt. Externalisierungen legen nahe: »Du bist mehr als dein Symptom.« Probleme werden externalisiert, Ressourcen und Kompetenzen zu seiner Bewältigung dagegen internalisiert. Die Auseinandersetzung mit dem Symptom wird zu einer Abenteuerreise umgedeutet, bei der die Familie und das Kind in dem Bestreben geeint werden, das Land der Freiheit oder der Gelassenheit wieder zu erreichen. Die Hierarchie in der Familie wird korrigiert. Die Eltern stehen aufseiten des Kindes, schützen seine Grenzen und entwickeln auf Familienebene ein Gefühl der Selbstwirksamkeit. Die Verdinglichung des Symptoms zu einer Gestalt ist ein erster Schritt, der zu einer Diskussion über den Einfluss und den Stellenwert des Symptoms für das Leben der Familie führt. Im weiteren Prozess der Therapie wird mit dem Kind und der Familie verabredet, eine Abenteuerreise zu machen, bei der es eine Auseinandersetzung mit dem Symptom gibt, das zurückgedrängt werden und nicht mehr das Leben bestimmen soll.

6.19 Entwicklungsschritte aufseiten der Eltern

Eltern werden intensiv in den therapeutischen Prozess einbezogen. Im therapeutischen Setting werden mit dem Kind oder Jugendlichen ein Behandlungsplan und eine Reihe von Experimenten verabredet. Die Eltern ermutigen das Kind, sich dem Zwang zu widersetzen und bestehen auf der Ausführung des Plans und der Experimente. Wenn der Zwang sich im Alltagsleben breitgemacht hat, bestehen sie auf ihrem eigenen Territorium: *»Dies ist auch meine Wohnung, ich schleiche nicht leise herum, weil es dem Zwang nicht passt, sondern laufe ganz normal«, »Das Badezimmer wird von allen benutzt, du kannst dich nicht stundenlang breitmachen«*. Omer und Lebowitz (2012) beschreiben dies als die Ankerfunktion von Eltern, die einen sicheren Bezugspunkt bieten.

Kinder mit verfestigten Zwangssymptomen fordern sehr appellativ Hilfe ein und verlangen, dass die Eltern für sie kontrollieren (beispielsweise, ob der Hintern wirklich sauber abgeputzt ist, um nicht selber x-mal kontrollieren zu müssen), und bekommen heftige Krisen, wenn sich die Eltern weigern. Die Eltern nehmen eine aktive Rolle ein, helfen dem Kind, das schwer Erträgliche durchzustehen, und lernen ihrerseits, dass es dies durchaus aushält. Dabei ist darauf zu achten, kleine machbare Fortschritte anzustreben im Sinne der Taktik: »Ein Schritt nach dem anderen.«

Eltern müssen also den Mut aufbringen, auf den »normalen« alltäglichen Abläufen zu bestehen, ohne dass das Leben um die Zwangssymptome herum organisiert wird. Sie erinnern daran: »Du wolltest dem Herrn Zwang keinen Raum geben«, nehmen die Funktion eines Halt gebenden Gegenübers ein und aktivieren ein Grundgefühl von Sicherheit und die Zuversicht, es schaffen zu können. Sie hindern das Kind also nicht mit körperlicher Gewalt an der Ausführung des Zwangsrituals, sondern aktivieren durch ihre Präsenz bei dem Kind die eigene innerliche Sicherheit. Aufseiten der Eltern erfordert dies Klarheit und innere Ruhe, die Bereitschaft, für eigene Interessen einzustehen und diese zu bejahen und damit auch dem Kind klare Grenzen und Sicherheit zu bieten. Hilfreich ist gute Selbstfürsorge und nach Möglichkeit ein unterstützendes soziales Netz. Kinder spüren sehr genau, ob ihre Eltern klar sind, und schaffen es allzu leicht, sie weichzubekommen. Besser, als externe Helfer einzubinden, ist es, wenn das Kind von seinen Eltern als Bindungspersonen unterstützt wird (Minuchin u. Nichols 1993).

6.20 Ressourcen aktivieren

Die Erfassung der Ressourcen der Familie gehört neben der Erhebung des Belastungsstatus zur diagnostischen Einschätzung von Familien hinzu (McDaniel, Hepworth u. Doherty 1997; Minuchin, Nichols a. Lee 2007). Ressourcen helfen bei der Bewältigung von Belastungen und haben eine protektive Wirkung gegen das Auftreten psychischer Störungen (Grawe u. Grawe-Gerber 1999). Neben individuellen Ressourcen des Kindes und seiner Familie sind auch soziale und materielle Ressourcen relevant und natürlich auch die Zeit, die Eltern für ihre Kinder aufbringen können. Bereits im Erstgespräch kann man fragen, was die besonderen Stärken des Kindes, seiner Geschwister und seiner Eltern und der Familie insgesamt sind. Günstiger als das Abfragen von Ressourcen mittels Checklisten ist ein individuelles Ressourceninterview, ggf. auch mithilfe gestalterischer Mittel, etwa indem man einen »Ressourcen-Saurus« malen lässt. Mit den Fragen: »Was machst du gerne? Was kannst du gut? Was hast du in der letzten Zeit erreicht?« erhält man Material für die Therapie. Beispielsweise hatte ein Junge Ausdauer in seiner Fußballmannschaft gezeigt, ist mutig, war gerne im Zeltlager, kann sich wunderbar Dinge ausmalen usw.

Guter Kontakt zu Freunden, Rückhalt und Unterstützung durch Eltern, Spaß bei sportlichen Aktivitäten, beim Musikmachen oder im Tanzkurs stärken das Kind bzw. den Jugendlichen und wirken als Antidot gegen Ängste und Missstimmungen. Sehr häufig berichten Patienten, ihre Zwänge leichter überwunden zu haben, nachdem es ihnen insgesamt besser ging.

6.21 Entwicklungsschritte aufseiten des Kindes

Das Kind oder der Jugendliche ist der Hauptakteur der Therapie. Kindern, die sich entschlossen haben, dem Zwang entgegenzutreten, gelingt es sehr häufig bemerkenswert rasch, Fortschritte zu machen. In anderen Fällen ist sehr viel Ausdauer gefragt. Das Kind muss aktiv werden, statt unentschlossen zu reflektieren, ob es nun Schritte machen will oder nicht. Es muss Fehlschläge konstruktiv verarbeiten, Toleranz für bislang wenig akzeptierte Gefühle entwickeln und auf eine andere Weise ein Gefühl von Sicherheit und Ausgeglichenheit erlangen.

Wenn Kinder und Jugendliche mit Zwangssymptomen auf eine ungeeignete Weise versuchen, mit ungeliebten Gefühlen umzugehen, bietet es sich an, ihre praktischen Fertigkeiten zu stärken, wie sie dies auf eine andere Weise erreichen können. Mit der Haltung: »Ich schaff das schon!« kann die Herrschaft von Herrn Penibel leichter zurückgedrängt werden, weil das Kind Zugang zu seinen Ressourcenanteilen hat. Dazu dienen eine Reihe von Techniken und Herangehensweisen, die im Folgenden aufgeführt sind.

Sich dem Zwang zu widersetzen wird leichter, wenn die innere Souveränität gestärkt wird und das Kind oder der Jugendliche Zugang zu kompetenten Anteilen und Kontakt zur Welt um ihn herum finden kann, statt in seiner Anspannung zu versinken. Es macht einen Unterschied, ob eine Angst einen gepackt hat oder ob man Angst hat - im letzteren Fall ist das erlebende, integrierende Selbst als zentraler Teil des inneren Systems präsent, im ersteren Falle nicht. Dazu können unter anderem auch Entspannungstechniken und achtsamkeitskeitsbasierte Techniken beitragen (s. Abschnitte 7.8.17 und 7.8.22).

6.22 Kinder als Experten

In extremeren Fällen fühlen sich Kinder und Jugendliche mit Zwängen von ihren Symptomen gefangen, in ihrem Erleben haben sie keinen Zwang, sondern der Zwang *hat sie*. Es fehlt eine kritische Distanz und eine Metaperspektive zu dem, was sie da eigentlich tun. Die Einnahme einer Beobachterperspektive kann dazu beitragen, über den Dingen zu stehen, Abstand zu den Symptomen zu bekommen, das erlebende Selbst zu stärken und wieder Spielräume des eigenen Tuns zu erkennen. Techniken wie Rollenspiele, So-tun-als-ob-Rituale, die Arbeit mit Mini-Figuren, Zeitlinien, Gestaltungs- und Externalisierungstechniken, Therapiereportagen auch mit Videoaufzeichnungen können dazu beitragen, eigene Handlungsspielräume wieder zu entdecken (s. Abschnitt 7.8).

6.23 Wenn Kinder gegenüber dem Zwang aufgegeben haben

In Fällen, in denen das Kind sich weitgehend mit seinen Zwängen arrangiert oder die Auseinandersetzung aufgegeben hat, eigene Änderungsschritte vermeidet und Eltern und Angehörige massiv unter Druck setzt, empfehlen Omer und Lebowitz (2012) einseitige Maßnahmen der Eltern, statt auf Freiwilligkeit zu setzen. In extremen Fällen ziehen sich Kinder weitestgehend in ihre Zwänge zurück, verlassen überhaupt nicht mehr ihr Zimmer und versäumen über Monate hinweg den Schulbesuch, was ihr Selbstbild und ihre sozialen Beziehungen natürlich enorm schwächt. Die ständigen Zweifel und Zwangsrituale nehmen überhand und verlangen, dass sich das Leben der Familie ihnen völlig unterordnet und die Rechte andere Angehöriger hintangestellt werden.

Die Eltern würden ihrem Kind gerne seine Ängste ersparen, sie haben aber keine eigentliche Kontrolle über sie. Eine zuwartende Haltung verlängert die Problemsituation ins Unendliche. Es handelt sich um ein Problem vom Typ: »Du sollst spontan von selbst wollen, was wir uns von dir wünschen!« – nämlich sich dem Zwang zu stellen (Fisch, Weakland u. Segal 1987). Wenn sich Kinder so verrannt haben, besteht eine wirksame systemische Lösung darin, dass die Eltern ihre fruchtlosen Appelle: »Bitte mach doch mit!« und ihre Hoffnung, das Kind möge doch bitte, bitte zustimmen, aufgeben und selber handeln. Die Not des Kindes wird anerkannt, seine vermeidende Haltung jedoch nicht hingenommen. Die Intervention setzt primär nicht bei der Person des Kindes an, sondern am sozialen Kontext, meist bei den Familienangehörigen.

7 Systemische Therapie von Zwangsstörungen bei Kindern und Jugendlichen

7.1 Die Bedeutung der therapeutischen Beziehung

Neben spezifischen therapeutischen Techniken sind allgemeine Faktoren für den Erfolg von psychotherapeutischen Behandlungen ausschlaggebend. Dazu gehören: die Induktion von Hoffnung; die Überzeugtheit des Psychotherapeuten von seiner Vorgehensweise; die Vermittlung eines einleuchtenden Erklärungskonzeptes und konkreter Schritte, die getan werden müssen; gegebenenfalls eine Behandlungseinrichtung mit dem Ruf: »Dort wird Ihnen geholfen werden!«; ein klarer therapeutischer Fokus und die Überprüfung von Fortschritten auf dem Weg zur Erreichung der Behandlungsziele (Frank 1961; Sexton et al. 2011; Wampold 2001, 2010). Ganz entscheidend sind die soziale Kompetenz des Therapeuten und seine Fähigkeit, sich auf die individuellen Besonderheiten der Klienten einzustellen. Atmosphärisch kommen Familien, in welchen es mit Zwängen belastete Kinder gibt, oft sehr hilflos, gelähmt und rationalisierend herüber. Als Therapeut darf man sich davon nicht lähmen lassen, sondern muss die allzu enge Wirklichkeitssicht der Familie hinterfragen (Cecchin, Lane a. Ray 1993; Minuchin 1983), das Absurde und Tragische in dem Tun der Klienten erkennen und u. a. durch spielerische Techniken aufzulösen helfen. Das gilt auch für Eltern, die Zwangssymptome aufweisen: *»Ich beobachte, dass Sie eine Flasche Desinfektionsmittel im Tagesrucksack mit sich führen und sich nach jedem Kontakt mit Fremden die Hände gründlichst damit desinfizieren. Ist das für Sie ein Problem? Wie wirkt sich dies nach Ihrer Auffassung auf die Sorge von Käthe aus, sie könne sich durch Keime infizieren? Ist das ein Thema, dem wir uns in einem der nächsten Gespräche zuwenden sollten?«*

7.2 Systemische Grundhaltungen und Maxime für die Behandlung von Zwängen

Die Position des Therapeuten ist in erster Linie nicht non-direktiv oder neutral, sondern unterstützend-direktiv, Halt gebend, zugleich fördernd und fordernd. Wenn Kinder und Jugendliche mit Zwängen erkennen, dass sie von therapeutischen Fortschritten profitieren, wenn zugleich die Eltern kooperieren und ein Unterstützerteam bilden, sind dies günstige Vorbedingungen für eine erfolgreiche Therapie. Im Folgenden einige Maximen:

- *Sorge für eine gute tragfähige Beziehung zu den Patienten. Die Qualität der therapeutischen Beziehung ist von zentraler Bedeutung.*
- *Begegne der Familie offen, humorvoll, ehrlich und kongruent. Zeige dich als Person.*
- *Betrachte Kinder und Jugendliche mit Zwängen als einmalige Individuen, nicht als homogene Gruppe.*
- *Würdige unterschiedliche Perspektiven und Sichtweisen aller Familienangehörigen.*
- *Beachte*
  - den Entwicklungsstand der Kinder und Jugendlichen,
  - den sozialen Kontext,
  - die Geschichte bisheriger Lösungsversuche,
  - die Familiengeschichte.
- *Verstehe Symptome als Lösungsversuche, die kontraproduktiv geworden sind.*
- *Wähle eine symptom- und problemlöseorientierte Vorgehensweise.*
- *Gehe handlungsorientiert und proaktiv vor und trage dazu bei, eine Position der Hilflosigkeit aufzugeben. Unterstütze die Klienten darin, zu handeln statt abzuwarten oder nur zu reden.*
- *Versuche, die intrinsische Motivation des Indexpatienten anzusprechen. Kinder geben selten von sich aus einen therapeutischen Auftrag.*
- *Arbeite aktiv daran, Patienten und Familie für den therapeutischen Prozess zu gewinnen (engagement) und in der Therapie zu halten. Vermeide eine »Mach, was du willlst«-Haltung.*

- *Wecke Hoffnung.*
- *Beachte und nutze die Expertenschaft des Kindes bzw. Jugendlichen und seiner Familie.*
- *Biete aus deiner Expertenposition heraus Informationen an, wenn dies von Nutzen ist und das Kind bzw. der Jugendliche und die Eltern dadurch gestärkt werden.*
- *Entwickele mit dem Kind und seiner Familie eine gemeinsame Problemdefinition.*
- *Organisiere die Therapie in Abschnitten und definiere einen klaren Zeitrahmen für die Behandlung, zum Beispiel ca. zwei Dutzend Sitzungen innerhalb von drei Monaten.*
- *Führe Sitzungen in regelmäßigen festen Abständen durch – zunächst wöchentlich, dann vierzehntägig, schließlich ausschleichend alle vier Wochen.*
- *Definiere die Therapie als ein kooperatives Unterfangen und erkläre Eltern und Indexpatient zu einem Problemlöse-Team.*
- *Lege Therapieziele gemeinsam mit allen Beteiligten fest.*
- *Hinterfrage Haltungen und Verhaltensweisen, die den Zwang begünstigen.*
- *Betone die Bedeutung des gemeinsamen Arbeitens auf die verabredeten Ziele hin.*
- *Gewinne den Patienten und seine Angehörigen dafür, eine experimentierfreudige Haltung einzunehmen.*
- *Nutze die Ressourcen des Kindes bzw. des Jugendlichen und seines Familiensystems.*
- *Rechne damit, dass sich im Prozess der Therapie ambivalente Einstellungen zeigen und Vorbehalte gegenüber Veränderungsschritten deutlich werden.*
- *Bagatellisiere die Zwangssymptome nicht, miss ihnen aber auch keine überhöhte Bedeutung bei.*
- *Beachte die Familieninteraktion: den kommunikativen Austausch, den Umgang mit Rollen, Entscheidungen, Konflikten, Gefühlen etc.*
- *Fördere gute Bindungsbeziehungen, einen wertschätzenden Umgang und eine offene Kommunikation.*
- *Beachte weitere Themen in der Familie und hilf bei der Lösung.*

- *Betrachte Konflikte zwischen Eltern und Kindern sowie Konflikte innerhalb der Familie als normal. Hilf Familien, destruktive Muster zu stoppen.*
- *Bestehe nicht auf Freiwilligkeit aufseiten des Indexpatienten. Auch mit Zwangskunden lässt es sich gut arbeiten. Bei Vermeidungssymptomen ist es kontraproduktiv, wenn es dem Kind anheimgestellt wird, ob es Änderungsschritte machen möchte oder nicht: »Wenn du Fortschritte erreichen willst, musst du dich stellen, Verharren macht es schlimmer.«*
- *Schreibe Fortschritte dem Engagement des Kindes oder Jugendlichen und seinen Angehörigen zu.*

7.3 Telefonischer Erstkontakt

Der telefonische Erstkontakt erfolgt am besten direkt durch den Therapeuten. Auf diese Weise können ausgehend von den Anmeldeinformationen erste Hypothesen gebildet werden, und man gewinnt aus der Art, wie gesprochen wird, Einschätzungen über die Motivationslage: Handelt es sich um Kunden, um Klagende oder um Schaufensterkunden?[6]

Sind die Erwartungen eher passiv - der Therapeut möge aktiv werden - oder begreifen sich der Patient und die Familie als Teil der Lösung? Wer soll sich ändern? Gibt es Gefühle von Hilflosigkeit? Das Anmeldetelefonat bietet Gelegenheit, eine erste Aufgabe zu stellen. Man kann beispielsweise bitten zu beobachten, wann das Zwangsverhalten nicht auftritt oder wann es besser ist.

Zum Erstgespräch wird nach Möglichkeit die Kernfamilie eingeladen. Bei getrennt lebenden Eltern beginnt man mit dem Elternteil und gegebenenfalls Stiefeltern oder Partnern, bei denen das Kind oder der Jugendliche überwiegend lebt. In einem zweiten Schritt kann dann

6 *Kunden* formulieren ein eigenes Anliegen, haben einen deutlichen Leidensdruck, benennen klare Ziele und sind bereit, sich aktiv für die Therapie zu engagieren. *Schaufensterkunden* sind noch nicht entschlossen, eine Therapie aufzunehmen, sondern wollen erst mal nur schauen, ob die Angebote des Therapeuten zu ihren Wünschen passen. *Klagende* beschweren sich über ihre Symptome, sind allerdings noch nicht bereit, konkrete Änderungsschritte zu unternehmen (vgl. Segal a. Watzlawick 1985).

flexibel entschieden werden, in welchem Personenkontext gearbeitet wird.

Systemische Therapien sind überwiegend kurz, aber: Die Therapie dauert so lange, wie es erforderlich ist. Bei stark chronifizierten Verläufen kann die Behandlung auch länger dauern. Deshalb ist es günstig, keine Kurzzeitherapie in Aussicht zu stellen.

7.4 Erstgespräch

Im Erstgespräch geht es darum, den Rahmen der ersten Sitzung und weiterer Gespräche zu erläutern. Es soll Kontakt zur Familie und dem Indexpatienten hergestellt und eine gute Arbeitsbeziehung aufgebaut werden. Das Vorgehen ist respektvoll, wertschätzend, offen, neugierig und empathisch, aber zugleich humorvoll-hinterfragend. Symptome und Beschwerden werden eruiert, und es wird auf ein gemeinsames Basisverständnis hingearbeitet. Spannungen und Konflikte werden normalisiert und in eine Entwicklungsperspektive eingebettet. Neben der Gewinnung von Informationen hat die systemische Gesprächsführung immer auch interventiven Charakter. Mithilfe von ressourcenorientierten systemischen Fragen, Umdeutungen und der Veränderung der Affektlage wird eine weiter gefasste therapeutische Realität definiert, die Handlungsspielräume eröffnet und das Problem als veränderbar darstellt (Haley 1976; Minuchin 1977; Pleyer 2001).

Eine wesentliche Intervention ist die Induktion von Hoffnung und die Veränderung der Affektlage weg von vorherrschenden Leidmelodien wie Hilflosigkeit und Konflikt hin zu hoffnungsvolleren Melodien, die davon ausgehen, dass Veränderungen möglich sind. Der Fluss der Ereignisse in einer Therapiesitzung wird in einer Weise interpunktiert, die Ansatzpunkte für eine konstruktive weitere Arbeit bietet. Bereits bei den ersten Problembeschreibungen beginnt man, einen allzu engen Problemfokus auszuweiten und Beschwerden zu kontextualisieren. Die Themen der Klienten werden aufgegriffen und positive Fähigkeiten herausgearbeitet. Hat man einen positiven Fokus gefunden - eine Ressource, die das Kind hat, oder Situationen, in denen das Problem nicht auftritt -, verfolgt man dieses Thema eine Weile und gibt ihm breiten Raum. Hauptmittel der Gesprächsführung ist die

Fokussierung der Aufmerksamkeit auf bestimmte Themenfelder, die akzentuiert werden, während man andere Bereiche defokussiert. Über eine Interpunktion von Ereignisfolgen werden gemeinsam eine neue Wirklichkeit und ein verändertes Narrativ konstruiert, die den Weg für positive therapeutische Schritte öffnen. Die Geschichte der Klienten wird behutsam aufgenommen und in einem dialektischen Sinne aufgehoben. Sie wird gemeinsam zu einer neuen, etwas günstigeren Geschichte erweitert, und eine neue, therapeutische Wirklichkeit wird so konstruiert (Sluzki 1992).

7.4.1 Aufbau einer therapeutischen Beziehung

Voraussetzung für die Arbeit mit Klienten ist eine gute tragfähige Beziehung. Am Anfang einer Therapie besteht einer der ersten Schritte im Herstellen eines guten Kontakts. Es soll ein gemeinsames therapeutisches System gebildet werden, welches einen Kontext für eine gute Kooperation bei der Lösung der präsentierten Probleme bietet. Unter *Joining* versteht man den Prozess, sich als Therapeut auf die Familie, auf ihre Regeln und ihre Weltsicht einzustimmen. Joining ist eine ressourcenorientierte Haltung, die von einem aufrichtigen Interesse an den Fähigkeiten, Besonderheiten, Nöten und Sorgen des Kindes, des Jugendlichen und seiner Eltern getragen wird.

Der Gesprächsablauf und die Zeitdauer werden erläutert. Durch eine lockere, plaudernde Gesprächsführung erkundigt man sich dann nach jeder Einzelperson, ihrem Alter, Interessen und Vorlieben, Schule oder Beruf. Wenn ein Elternteil anfängt, Beschwerden zu schildern, wird dies positiv als Zeichen des Engagements konnotiert, aber die Darstellung der Probleme wird zurückgestellt. Gleichzeitig werden besondere Kompetenzen und Stärken der Einzelpersonen erfragt. Man bleibt bei jeder Person zwei bis drei Minuten und fragt gegebenenfalls auch nach den Besonderheiten und positiven Merkmalen der Familie insgesamt. Es soll also vermittelt werden: »Ihr seid mehr als eure Probleme!«

Wenn das Joining nicht gelingt, kommt eine konstruktive Zusammenarbeit kaum zustande. Joining ist keine Technik, die einmalig zu Beginn einer Therapie eingesetzt wird, es geht vielmehr um eine durchgehende therapeutische Haltung.

7.4.2 Überweisungskontext

Zu Beginn des Gesprächs lohnt es, Fragen zur Rahmenklärung und zum Überweisungskontext zu stellen:

»Was hat die Familie von der überweisenden Person über den Behandler gehört?«

»Was hat die überweisende Person über die Therapie erzählt - und welche Erwartungen oder auch Befürchtungen wurden geweckt?«

»Wer ist gerne mitgekommen, wer hat Vorbehalte?«

7.4.3 Problemexploration

Viele Eltern drängt es, ihre Sorgen wegen der Symptome mitzuteilen. Kinder mit Zwängen tun sich dagegen mit der spontanen Schilderung ihrer Beschwerden eher schwer. Nach der Phase des Kennenlernens und des Beziehungsaufbaus werden Eltern und Kinder gebeten zu schildern, was sie herführt (etwa zehn bis 15 Minuten). In einer zweiten Runde von Fragen - am besten in einem der folgenden Gespräche - werden das Problem und sein Entstehungskontext dann weiter erkundet.

Nachdem ein guter Rapport zum Kind hergestellt ist, wird begonnen, über das Symptom wie über eine Person zu reden - der Herr Penibel, die Frau Obergenau, der Herr Kontrolletti etc. Mithilfe von direkten sowie systemischen Fragen werden der Umgang mit dem Problem und dessen Bedeutung für die Familie erkundet.

Reihum wird gefragt, was jedes Mitglied der Familie als das Problem ansieht. Am besten beginnt man mit einem Elternteil und nicht mit dem Kind, das die Zwänge zeigt. Die symptomzentrierten Beschreibungen sollten möglichst konkret, spezifisch und verhaltensnah sein.

»Wann hat es begonnen?«, »Wie war es vorher?«, »Wer bemerkt etwas davon?«.

»Möglicherweise ist es dir zunächst etwas peinlich, darüber zu reden?«

»Was habt ihr darüber geredet?«, »Mit wem redest du darüber?«, »Was sagen die Eltern?«.

»Was löst den Zwang aus?«, »Was genau passiert?«.

»Wie oft hintereinander machst du das?«, »Wie oft am Tag, in der Woche?«, »Wie lange benötigst du jeweils dafür?«.

»Hast du auch Grübelgedanken, die du nicht recht loswirst?«, »Was denkst du dir da genau?«.

Auch die Beobachtungen nach der im telefonischen Erstkontakt erteilten Aufgabe werden erfragt. Fragen nach Ausnahmen lenken die Aufmerksamkeit auf Kompetenzen und Lösungen:

»Wann ist es besser?«

»Wann ist das Problem weniger stark aufgetreten, wann ist es besser geworden und in welchen Situationen ist es nicht aufgetreten?«

»Wann ist es besser? Was war da los?«

»Wann bist du eigentlich gut drauf? Wann denkst du an was Schönes?«

Verschlechterungsfragen haben eine paradoxe Note. Sie unterstellen, dass der scheinbare »Zwang« indirekt dem Einfluss des Symptomträgers unterliegt:

»Was müsstest du tun, damit es schlimmer wird oder der Zwang häufiger auftritt? Natürlich ist das nicht, was du willst. Aber angenommen, du wolltest es auf die Spitze treiben ..., denn wenn du weißt, wie du die Dinge verschlimmern kannst, wirst du auch mehr verstehen, was du positiv für dich tun kannst. Gefahr erkannt, Gefahr gebannt.«

In eine ähnliche Richtung geht die Frage:

»Was müsstest du tun oder denken – bzw. was müssten Sie tun oder sagen –, damit der Zwang sich jetzt hier meldet?«

Resilienz- und Bewältigungsfragen werden im gesamten Gesprächsverlauf gestellt:

»Was habt ihr schon probiert, um den Zwang loszuwerden? Was ist seither passiert?«

»Was hast du getan, dass der Zwang sich nicht noch stärker breitgemacht hat?«

»Was sind Kleinigkeiten, die dir im Alltag helfen – vielleicht gar nicht bewusst –, die dazu führen, dass es nicht noch schlimmer geworden ist?«

»Was passiert, wenn du dich widersetzt – oder hast du schon resigniert?«

»Hast du manchmal Schuldgefühle oder ärgerst du dich über diese Gedanken/Handlungen?«

»Ziehst du dich manchmal zurück, versteckst dich oder gehst nicht in die Schule, damit niemand die Zwänge bemerkt?«
»Was sagen deine Geschwister, deine Freunde dazu?«
»Bittest du manchmal deine Eltern, an deiner Stelle zu kontrollieren oder etwas zu säubern?«
»Bittest du sie darum, dich zu beruhigen?«

7.4.4 Die Geschichte der Lösungsversuche

Die Art und Weise, wie das Kind und die Familie bislang mit dem Problem umgegangen sind, gibt Hinweise auf familiäre Glaubenssysteme und kontraproduktive Lösungsversuche, die zu einem Fortbestehen von Problemen beitragen. Der Therapeut sollte deshalb erkunden, auf welche Weise versucht wurde, mit dem Zwang umzugehen und was die Ergebnisse dieser Lösungsversuche waren. Welche Lösungsideen gibt es, die nicht umgesetzt werden:

»Was habt ihr bisher versucht, um den Zwang loszuwerden? Was habt ihr früher schon unternommen?«
»Was hat euch früher am meisten geholfen?«
»Gibt es etwas, das früher gut gewirkt hat, das ihr aber aus irgendwelchen Gründen zurzeit nicht machen wollt?«
»Was tut ihr gegenwärtig?«

In welcher Weise waren Dritte am Problem beteiligt:

»Habt ihr Ratschläge zum Umgang mit dem Zwang erhalten?«
»Was haben euch Freunde und Angehörige empfohlen, was ihr tun sollt?«
»Was haltet ihr von deren Empfehlungen? Haben sie euch weitergeholfen?«

Gab es bereits Behandlungsversuche oder weitere Helfer:

»Mit wem redet ihr noch über den Zwang?«
»Bei wem wart ihr mit dem Zwang schon in Behandlung?«
»Wie erklärt ihr euch, dass es nicht geholfen hat?«
»Was haben andere Helfer bzw. Therapeuten eventuell übersehen?«
»Wie müsste ich es anstellen, um ebenfalls zu scheitern?«
»Was würdest du eigentlich gerne tun, um den Zwang zu überwinden?«

7.4.5 Auswirkungen des Zwanges auf die Familie

Im weiteren Gesprächsverlauf sind die Auswirkungen des Zwanges auf die Familie und das Beziehungsgeschehen zu erkunden. Das heißt: Die Symptome werden kontextualisiert, und der »Tanz« der Familie um das Symptomgeschehen herum wird erfragt, um die interaktionelle Einbettung des Symptomes einschätzen zu können. *Zirkuläre Fragen* fordern dazu auf, das subjektive Bild oder die Einschätzung des Verhaltens und der Beziehung von zwei oder mehreren Angehörigen zu schildern:

> *»Wenn deine Schwester sich wieder die Hände wäscht, was macht dann deine Mutter?« »Und wie reagiert der Vater darauf?« »Was, glauben Sie, denkt Ihr Mann darüber?«*
>
> *»Und du als Sohn - wie reagiert nach deiner Einschätzung die Mutter darauf, dass der Papa Druck macht und schimpft?«*

Vergleichende zirkuläre Fragen verdeutlichen Subsysteme und Koalitionen innerhalb der Familie ebenso wie deren Veränderung über die Zeit hinweg.

> *»Wer ist genauso leicht aufgebracht wie der Vater?«*
>
> *»Wer lässt sich am wenigsten aus der Ruhe bringen?«*
>
> *»Bevor deine Schwester begonnen hat, so sehr zu grübeln: Wer war ihr da am nächsten? Mit wem hat sie früher am meisten geredet?«*

Externalisierungsfragen helfen, eine Neudefinition des Problems einzuleiten und eine Koalition zwischen Eltern und Kind gegenüber dem Symptom herzustellen. Sie führen zu einer Veränderung der Affektlage. Der Zwang wird zu einer Person erklärt - dem Herrn Kontrolletti, der Frau Obergenau, dem Herrn Penibel oder dergleichen. Es wird unterstellt, dass die externalisierte Gestalt einen übermäßigen Einfluss hat. Externalisierungen eignen sich besonders gut für Familien mit chronifizierten Problemzuschreibungen und ausgeprägten Opferhaltungen, die sich in einer hilflosen, unterlegenen Position erleben. Die Verdinglichung des Symptoms zu einer Gestalt ist ein erster Schritt, der zu einer Diskussion über den Einfluss und den Stellenwert des Symptoms für das Leben der Familie führt. Zunächst wird der Einfluss des externalisierten Symptoms erkundet:

> *»Wie lange kennst du den schon, den Herrn Penibel?«*
>
> *»Hat er sich bei dir eingerichtet?«*

»Was sagt er dir?«
»Bestimmst du oder bestimmt der über dich?«
»Wie macht er dir weis, dass du das tun musst?«
»Wie groß ist das Reich seines Einflusses, wo sind seine Grenzen?«

Dann wird gefragt, wie groß der Einfluss ist, den das Kind, die Familie und seine Angehörigen auf das Problem haben:

»Gibt es Bereiche, in denen es nichts zu sagen hat?«
»Wie sehr hat die Familie resigniert? Wie viel Hoffnung gibt es?«
»Sind Vater und Mutter bereit, dabei zu helfen, dass sich die Familie gegenüber dem Problem behauptet?«

Hypothetische Fragen nach zukünftigen Veränderungen führen auf imaginativer Ebene zum Durchspielen von alternativen Szenarien:

»Angenommen, du würdest dir sagen: ›Ich lass mich nicht unterkriegen!‹ - wer würde wie reagieren?«
»Was würdest du mit deiner Zeit machen?«

Auch die bekannte Wunderfrage ist eine zukunftsorientierte hypothetische Frage:

»Angenommen, irgendwann in den kommenden Tagen geschieht über Nacht ein Wunder und der Zwang hat sich aufgelöst: Woran würden Sie das merken?«
»Was würde Ihr Sohn dann tun und was würden Sie tun?«
»Was würden Sie mit Ihrer Energie machen?«

7.4.6 Problem- und Lösungsinszenierungen

Die Antworten auf die Fragen des Therapeuten vermitteln nicht nur Informationen auf Inhaltsebene, sondern man erhält im Verlauf des Gesprächs weitere Informationen über die Prozessmuster der Familie und die Familienstruktur. Das Interview mit der Familie bietet eine Gelegenheit zur Prozessdiagnostik und zur unmittelbaren Intervention: Manchmal kommt es zu spontanen Probleminszenierungen oder *enactments*, die einen Einblick in typische Familienmuster geben. Probleminszenierungen können auch aktiv ausgelöst werden mit dem Ziel, ein deutliches Bild des Verhaltensmusters zu erhalten, das sich um das Problem herum eingespielt hat. Die Aktualisierung von Problemen in der Therapiesituation gilt als zentrales Wirkprinzip von Psychotherapien (Grawe 1995). Probleminszenierungen können in Lösungsinszenierungen übergehen. Die Familie gewinnt durch ein *Coaching live* dabei konkrete Erfahrungen, dass Lösungsschritte möglich sind. Wird das *enactment* absichtlich herbeigeführt, gewinnt es den Charakter eines So-tun-als-ob-Rituals:

»Meike, ihr habt mir erklärt, dass du alles doppelt machst, wenn dir einfällt, dass etwas Schlimmes geschehen und jemandem etwas zustoßen könnte. Du gehst dann zum Beispiel zurück, damit das nicht eintritt. Kannst du mir zeigen, was passiert, wenn der ›Mach-2‹ dich gepackt hat? Steh einmal auf - machen Sie mit, Frau Keller? Meike, geh einmal zur Tür hinaus und tu so, als ob dich der ›Mach-2‹ gepackt hat.« Meike geht zur Tür hinaus, führt dann einen merkwürdig anmutenden Tanz auf, bei dem sie einen wiegenden Schritt vor und zurück macht. »Was machen Sie dann, Frau Keller?« Frau Keller spricht mit flehendem Unterton: »Meike, lass das doch.« Meike reagiert nicht, macht ihre Wiegeschritte weiter. Therapeut: »Danke, dass ihr mir das zeigt. Meike, kannst du jetzt etwas anders machen? Haben Sie eine Idee, Frau Keller?« Mutter: »Meike, bleib einfach stehen, oder geh einfach weiter ...«

Der siebzehnjährige Karl erklärt, dass er immer auf die richtigen Platten treten muss und nicht auf die »verkehrten«, damit nichts Schlechtes passiert. Die danebensitzende Mutter verdreht die Augen und fragt, was denn schon Schlimmes passieren könne. Das habe sie schon beim Betreten der Ambulanz genervt, dass er so einen Eiertanz mit den Platten im Eingangsbereich gemacht habe. Als »Experiment« schlage ich vor, nach draußen zu gehen. Karl soll mir zeigen, wie er »normalerweise« über die Platten geht - es wirkt sehr bemüht -, und dann rege ich an, dass er einfach unbekümmert darüberläuft und die Mutter ihn anfeuert.

7.4.7 Systemdiagnostik

Im Mittelpunkt der Diagnostik steht das Familiengespräch, das eine Einschätzung über die direkte Beobachtung der *Familieninteraktionen und der Interaktion der Familienmitglieder* mit dem Therapeuten erlaubt. Diagnostische Einschätzungen sind Bilder der Wirklichkeit und benötigen einen optimalen Betrachtungsabstand. Sie sollten mit einer gewissen Distanz betrachtet werden und müssen sich im weiteren Verlauf als nützlich erweisen. In die diagnostische Einschätzung gehen Aussagen über das aktuelle *Beziehungserleben und Befinden* ein. Informationen über die *materielle und soziale Lage* der Familie und Berichte über die *Familiengeschichte* ergänzen das Bild. In einem späteren Gespräch wird die im Erstgespräch gewonnene klinische Einschätzung der Symptomatik des Kindes mit symptombezogenen Fragebögen detaillierter erfasst. Ein wesentlicher Teil der systemischen Diagnostik besteht neben einer Einschätzung der Interaktionsmuster und der Annahmen und Regeln der Familie in der Erhebung der Geschichte des Problems, der Lösungsversuche sowie der Ressourcen des Indexpatienten und der Familie.

Auf individueller Ebene ist darauf zu achten, ob die Besonderheiten des Kindes, sein Temperament, seine persönlichen Stärken und Schwächen und seine Eigenheiten gesehen und gewürdigt werden.

1) Fragen zur Familiendiagnostik (Retzlaff 2016b)

Grenzen und Muster von Nähe und Distanz

- Werden interpersonelle Grenzen geachtet?
- Können angemessene Nähe und Distanz hergestellt und aufgelöst werden?
- Sind die Generationsgrenzen klar definiert?

Hierarchie und Rollenstruktur

- Wer bestimmt und gibt den Ton an, wer scheint kein Stimmrecht zu haben?
- Nehmen Eltern und Kinder ihre Rollen ein, oder besteht ein Rollentausch und eine Hierarchieumkehr?
- Handelt die Familie kindzentriert, elternzentriert oder familienzentriert?
- Wie ist die Rollenaufteilung der Familie? Gibt es besondere Rollen – »Sprachrohr der Familie«, »emotionale Tankstelle«, »kleine Mama« oder »kleiner Papa«?
- Gibt es offene oder verdeckte Teams?

Aufgabenerfüllung

- Wie flexibel werden Aufgaben in der Familie verteilt?
- Werden Aufgaben erfüllt?

Kommunikation

- Ist die Kommunikation klar oder uneindeutig?
- Werden Regeln klar kommuniziert?
- Werden Aufforderungen von den Eltern kongruent vermittelt?
- Können die Eltern Nähe herstellen und Sicherheit vermitteln?
- Können sie Grenzen setzen und konsistent für ihre Einhaltung sorgen?

Emotionaler Ausdruck

- Wie ist der Umgang mit Gefühlen?
- Wie ist die bevorzugte Stimmungslage?
- Haben sich die Familienmitglieder gern?
- Dominieren Gefühle wie Liebe und Zuneigung oder Unsicherheit, Kampf und Trauer?
- Gehören Humor, Witz und Begeisterung zum Repertoire?
- Wie wird auf die Bedürfnisse des Kindes eingegangen, wenn es gestresst, müde oder traurig ist oder wenn ein Jugendlicher sich nicht verstanden fühlt?

Kohäsion

- Wie ist der Zusammenhalt? Ist die Familie ein Team oder kämpft jeder für sich?

Problemlöse- und Konfliktmuster

- Gibt es offene oder verdeckte Dreiecke und Koalitionen?
- Gibt es schwelende Dauerkonflikte?
- Wie sind die Problemlösefertigkeiten der Familie?
- Verfügt die Familie über ein Vertrauen in die eigene Kompetenz, Probleme zu lösen, oder dominiert das Erleben von Hilflosigkeit?

Flexibilität

- Ist das Alltagsleben der Familie gut organisiert oder chaotisch, flexibel oder rigide?
- Sind die Abläufe in der Familie flexibel oder weitgehend festgelegt?

Geschwister

- Gehen Geschwister fürsorglich miteinander um, oder dominieren Neid und Rivalität?
- Wie gut versteht sich das Kind mit Geschwistern oder Stiefgeschwistern?

Eltern

- Wie kompetent ist das Erziehungsverhalten?
- Wie ist die Feinabstimmung zwischen Eltern und Kind?
- Wie wirken die Eltern als Team (gut aufeinander abgestimmt - isoliert wie zwei Alleinerziehende - in unterschiedliche Richtungen ziehend)?
- Mögen die Eltern sich, haben sie als Partner Freude aneinander?
- Gibt es Eskalationsschleifen - Kritik, Vorwürfe oder defensives Verhalten?

Familienklima

- Wie ist das Grundgefühl in der Familie?
- Wie sind das Temperament und der Takt der Familie - gemächlich oder schnell?

Selbstbild der Familie

- Welches Bild hat die Familie von sich?
- Gibt es ein Wir-Gefühl?
- Wie lautet das offene oder geheime Motto der Familie?

Geteilte Glaubenssysteme von Familien

- Wie ist die Familienweltanschauung - aktiv und optimistisch oder passiv und fatalistisch?
- Gibt es einen Hang zu Perfektionismus und eine hohe Leistungsorientierung?

Lebenszyklusphasen

- In welcher Lebenszyklusphase befindet sich die Familie?
- Welche Themen und Schritte ergeben sich aus dieser Entwicklungsphase?
- Wie passen besondere Anforderungen (z. B. eine zweite Partnerschaft, Krankheit etc.) zu der Lebenszyklusphase?

Stärken und Ressourcen

- Was sind die besonderen Stärken der Familie?

Soziales Netzwerk der Familie

- Welche sozialen Unterstützungsmöglichkeiten hat die Familie?
- Gibt es ein Netz an Freunden, Angehörigen und anderen Personen, welches der Familie hilft?

Familiengeschichte

- Wie wurden ähnliche Schwierigkeiten von der Familie in der Vergangenheit gemeistert?
- Welche Ressourcen, welche Belastungen ergeben sich aus der Mehrgenerationsperspektive für den Umgang mit dem aktuell bestehenden Problem?

7.4.8 Stärken fokussieren

Die Stärken der Familie können direkt oder beiläufig im Gespräch erfragt werden, möglicherweise sogar schon beim Joining. Im Sinne des Utilisationsprinzips greift man Berichte über Hobbys, Fähigkeiten und Kompetenzen auf und stellt eine Verbindung zur Lösung des aktuellen Problems her.

Silke berichtete, bei einem Kinderzirkusprojekt mitzuwirken. Am liebsten sei ihr dort die Akrobatikgruppe, bei der sie seit zweieinhalb Jahren mitmache. Ich ließ mir ausführlich schildern, wie die Kinder drauf seien, welche Nummern sie einstudiert hätten, wie viel Ausdauer und Wiederholungen es brauche, bis es wirklich sitze. Ich erklärte, dass dies wunderbar sei: »Wenn du den Herrn Penibel zurückdrängen willst, wirst du all das gut brauchen können – Ausdauer, stetes Üben, jemanden, der dir Mut macht, dranzubleiben, deine Bereitschaft, dich einzusetzen, u. v. m.«

Zu den Ressourcen des Familiensystems zählen die Prozessmuster innerhalb der Familie, wie Kohäsion, Integration, Anpassungsfähigkeit, Flexibilität, Ausdruck von Emotionen, emotionale Verbundenheit, offene Kommunikation und die Qualität der Ehebeziehung (Patterson 2002; Retzlaff 2016a). In Kasten 1 sind Fragen für die Familiendiagnostik aufgeführt. In Kasten 2 findet sich eine Checkliste für Ressourcen. Eine geläufige Einteilung von Ressourcen unterscheidet individuelle

2) Fragen zum Ressourcenstatus

- Welchen Spielraum oder welche Einschränkungen bietet das Einkommen der Familie?
- Welche zeitlichen Ressourcen sind verfügbar?
- Wie sind die Wohnverhältnisse der Familie?
- Verfügt das Kind oder der Jugendliche über ein positives Selbstbild?
- Hat es gute kognitive Kompetenzen?
- Kann es sich sprachlich gut ausdrücken?
- Ist es motorisch geschickt oder sportlich, kann es tanzen?
- Ist es musikalisch?
- Wie ist es um seine Kreativität bestellt?
- Hat es Freunde? Ist es sozial kompetent?
- Ist es aufgeschlossen für Neues? Hat es Interessen, denen es nachgeht?

Einschätzung von Belastungen und Stressoren

- Gab es kritische Lebensereignisse in den zurückliegenden Jahren?
- Bestehen Probleme mit der Wohnung oder am Arbeitsplatz?
- Haben Angehörige gesundheitliche Probleme?
- Bestehen finanzielle Sorgen?
- Gibt es langwierige juristische Konflikte um Unterhalt oder Sorgerecht?

Ressourcen des Kindes und der Eltern, familiäre Ressourcen und Umweltressourcen, zu denen soziale, ökonomische und ökologische Ressourcen gerechnet werden. Zu den individuellen oder personalen Ressourcen des Kindes gehören seine besonderen Begabungen, persönlicher Charme, emotionale Ausgeglichenheit, die Fähigkeit zu kommunizieren und Selbstberuhigung. Neben den Ressourcen des Indexpatienten ist es sinnvoll, die Stärken der Angehörigen herauszuarbeiten. Zu den Ressourcen der Bezugspersonen zählen Gesundheit, Problemlösefertigkeiten, Persönlichkeitsmerkmale wie Optimismus, Extraversion, Humor, Bildungsstand, sozioökonomischer Status, Wertevorstellungen, positive Eigenschaften, Überzeugungen und Handlungsmuster (Retzlaff 2016b). Ressourcen-Fragebögen wurden u. a. von Vogt-Hillmann u. Burr (1999) entwickelt. Bei Vogt-Hillmann u. Burr (2005) findet sich eine Liste von resilienz- und ressourcenbezogenen Fragen:

»Welche Interessen hat das Kind?«
»Was sind seine Kompetenzen, Vorlieben, Neigungen, Fähigkeiten?«
»Wie ist die Passung zwischen Kind, Familie und Umwelt?«

Auf der Ebene der Familie als Organisationseinheit ist bedeutsam:

»Wie sind die Rollen, Aufgaben und die Macht verteilt?«
»Ist dies eine Familie, in der die Kinder und Erwachsenen Spaß haben, oder ist das Klima angespannt, übertrieben leistungsorientiert oder vorwurfsvoll?«
»Dominiert eine Haltung elterlicher Hilflosigkeit oder besteht Vertrauen in die eigenen Kompetenzen?«

7.4.9 Weitere Familienthemen

»Wo befindet sich die Familie im Lebenszyklus?«
»Gab es Umbrüche, Belastungen wie Arbeitslosigkeit, Umzüge, Verlustereignisse, Trennungskonflikte?«
»Wie sind die räumlichen Verhältnisse der Familie?«
»Gibt es Freunde, Außenkontakte, oder ist die Familie isoliert?«
»Wie gut ist das soziale Unterstützungsnetz?«
»Werden Konflikte gelöst oder bestehen sie fort?«
»Wie läuft es in der Schule?«
»Gibt es bedeutsame gesundheitliche Faktoren, wie Schlafprobleme, selbstverletzendes Verhalten, anhaltende schlechte Stimmung, Mangel an Bewegung?«
»Gibt es andere Dinge, die man noch wissen sollte?«

7.4.10 Fragen nach Ausnahmen und Bewältigungskompetenzen

»Wann bist du stärker als der Zwang?«
»Was ist da anders?«
»Wie verhalten Sie als Eltern sich dann anders?«
»Was hat dir, was hat Ihnen dabei geholfen?«
»Können Sie sich an ein Lebensereignis erinnern, das Sie alle in der Familie einmal so richtig durcheinandergebracht hat, wo alles in Unordnung zu geraten schien?«
»Was haben Sie damals gemacht?«
»Wie genau?«

> *»Wie haben Sie als Eltern Ihrem Kind geholfen?«*
> *»Was haben Sie damals bei Ihrem Kind wahrgenommen, von dem Sie glauben, dass es sich damit selbst geholfen hat?«*
> *»Als Sie selbst so alt waren wie Ihr Kind heute, was haben Sie damals getan?«*
> *»Gab es in der Vergangenheit Lösungen bei anderen Schwierigkeiten, die Sie als erfolgreich bewertet haben?«*
> *»Was haben Sie dabei getan?«*
> *»Wie hat das Kind reagiert?«*
> *»Was waren erste Hinweise, die Ihnen gezeigt haben, dass Sie damals auf einem guten Weg waren?«*
> *»Was hat Ihre Zuversicht dabei erhöht?«*
> *»Was hat es Ihnen ermöglicht, konsequent dranzubleiben?«*
> *»Gibt es irgendetwas, was Sie vielleicht noch im Hinterkopf haben, was helfen könnte, was Sie sich aber nicht zu denken getrauen?«*
> *»Gibt es etwas, das Sie noch im Hinterkopf haben, von dem Sie denken, dass es sowieso nicht funktioniert?«*
> *»Gibt es jemanden, den Sie kennen, der möglicherweise verrückte und unwahrscheinliche Ideen hat, von denen Sie denken, dass diese nichts für Sie und Ihr Kind wären?« (nach Vogt-Hillmann u. Burr 2005, S. 127–128)*

7.4.11 Einschätzung der Veränderungsbereitschaft

Viele Kinder und Jugendliche haben sich mit ihren Zwängen arrangiert und sind nur bedingt Kunden für eine Therapie. Von dem Vorschlag, regelmäßig an Sitzungen teilzunehmen, sind sie häufig nicht begeistert. Sie sind eher »Schaufensterkunden« oder »werden geschickt«, das heißt, sie kommen auf Veranlassung der Eltern.

Es stellt sich die Frage: Verfügt die Familie über familiäre Kohärenz, oder nimmt sie eine abwartende, passive Erwartungshaltung ein und erwartet, dass der Therapeut das Kind ohne Zutun der Eltern von seinen Problemen befreit?

Die Bereitschaft, sich zu engagieren, und die Hoffnung auf Veränderung lassen sich mit Skalierungsfragen erfassen:

> *»Wie viel Energie bist du auf einer Skala von 0 bis 100 bereit zu investieren, um dir deine Freiheit zurückzuholen?«*

»Wie groß ist deine Hoffnung, dass du es schaffen wirst, wieder auf einer Skala von 0 bis 100?«
»Für wie wahrscheinlich hältst du es auf dieser Skala, dass du dein Ziel erreichen wirst?«

7.4.12 Zielklärung

Im Erstgespräch - oder in einem weiteren Gespräch - werden die Anliegen der einzelnen Familienmitglieder ermittelt. Das Aushandeln von Zielen stellt bereits eine therapeutische Intervention dar. Die Behandlungsziele sollten deshalb in Alltagssprache beschrieben werden, und der Indexpatient, mögliche Geschwister und die Eltern sollen sich mit ihren Anliegen in den Therapiezielen wiederfinden. Bereits zu Beginn soll die Therapie auf ein gutes Ende hin orientiert werden. Deshalb soll reihum jede Person ihre eigenen Ziele und realistische, klare Erwartungen formulieren:

»Was genau soll passieren?«

Betone dabei die Stärken der Familie:

»Ich bin mir sicher, dass ihr sehr viel miteinander macht, das euch gefällt. Was soll auf jeden Fall so bleiben, wie es ist?«

Diese Frage kann als Aufgabe mitgegeben werden, welche die Familie bis zur nächsten Sitzung bearbeiten soll.

Die Zielbeschreibungen sollen spezifisch und positiv formuliert sein. Negative Verhaltensbeschreibungen werden in positive Ziele umformuliert:

»Sie möchten, dass Ihre Tochter nicht mehr so unsicher ist und keine Zwangsrituale mehr durchführt. Wenn sie sicherer ist - was tut sie dann genau? Woran genau würden Sie merken, dass dieses Ziel erreicht ist?«

Vage Ziele kann man als plastische Szenen schildern lassen. Prüfe, welche Nachteile das Erreichen der Ziele haben könnte:

»Woran genau würdest du merken, dass der Zwang etwas weniger geworden ist?«
»Was wäre ein möglicher Nachteil, wenn das Problem gelöst wäre?«

Häufig sind die Ziele und Aufträge von Eltern, Jugendlichen und Kindern nicht deckungsgleich. Es kann erforderlich sein, dass die Familie gemeinsam übergeordnete Ziele herausarbeitet und Prioritäten festlegt.

7.4.13 Aufklärung und Information

Nachdem die Familie viel erzählt hat, fragt der Therapeut nach, was der Indexpatient und die Familie bereits über Zwänge erfahren haben - aus dem Internet, vom überweisenden Arzt etc. Biete dann eine Information über Zwänge (vgl. Kasten 3) und erkläre, was da passiert.

3) Information über Zwänge

Die meisten Menschen kennen das: Kleine Rituale, die Dinge immer auf die gleiche Weise zu tun, hat etwas Beruhigendes und gibt uns Sicherheit. Kleine Kinder bestehen darauf, dass ihr Gutenachtritual jeden Abend gleich abläuft, und sie protestieren, wenn der vertraute Ablauf nicht eingehalten wird. Dinge in der gewohnten Weise zu tun, unbedingt die Lieblingsjeans zu einer wichtigen Verabredung zu tragen usw. vermittelt ein Gefühl der Sicherheit - die Welt scheint in Ordnung zu sein.

Auch im Leben von Kindern und Jugendlichen gibt es immer wieder Sorgen, Stress und Konflikte beim Größerwerden. Schon sehr früh müssen sie Wege finden, mit innerer Spannung und nicht so schönen Gefühlen umzugehen, die man lieber nicht haben möchte - Ängste, Ärger, Schuld- oder Schamgefühle und Unsicherheit.

Stelle dir vor, jemand ist unsicher, ob sie alles für den morgigen Schultag dabeihat oder ob die Tür zum Käfig ihrer Hasen wirklich gut verriegelt ist. Wenn man gut drauf ist, prüft man einmal nach und fertig. Ist man etwas unsicher, prüft man vielleicht ein zweites Mal, um sicherzugehen, und fühlt sich besser. Dieser scheinbare Lösungsversuch kann schnell zum Problem werden, indem man wieder und wieder kontrolliert, um die Unsicherheit loszuwerden. Kurzfristig gibt das ein Gefühl von Erleichterung und Beruhigung, mittelfristig hilft es aber nicht wirklich, und man muss wieder und wieder die Handlung wiederholen, um sich zu beruhigen. Ähnlich funktioniert es mit lästigen Gedanken, zum Beispiel mit dem, einem lieben Menschen könnte etwas passieren. Manche Kinder meinen dann, so eine Art Gegengedanken wieder und wieder denken zu müssen, um den schlimmen Gedanken aufzuheben.

Viele der betroffenen Kinder neigen dazu, alles sehr genau zu nehmen. Sie wollen keine Fehler übersehen und sind bemüht, alles richtig zu machen. Diese Stärke kann aber auch zu einer Schwäche werden, wenn man es versäumt, ein inneres Gefühl von Sicherheit und Zuversicht wachzurufen, das man benötigt, um sich sagen zu können: *»Alles in Ordnung, so kannst du es lassen ...«*

Wenn man sich den Zwang bildlich vorstellen wollte, könnte man sagen, dass sich ein Herr Kontrolletti oder eine Frau Penibel eingenistet hat, die dem Kind Dinge einflüstert wie: *»Schau noch mal nach! Geh noch einmal zurück, es könnte sonst etwas Schlimmes passieren ...«*

Eltern wissen oft nicht recht, wie sie sich verhalten sollen. Manche Eltern neigen dazu zu schimpfen - *»Lass das doch!«* - oder es einfach laufen zu lassen, in der Hoffnung, die Marotte, das seltsame Verhalten ihres Kindes, würde von alleine verschwinden. Leider kommt es sehr oft vor, dass Kinder sehr lange ihre Zwänge fortführen, bis sie diese wirklich angehen und loswerden. Genau hierbei soll die Behandlung Kindern, Jugendlichen und Eltern helfen. Es kommt darauf an, sich mit Unterstützung der Eltern auf die eigene Stärke zu besinnen, den Herrn Kontrolletti oder die Frau Penibel zurückzudrängen, also die Zwänge loszuwerden und sich wieder frei und sicher zu fühlen.

7.4.14 Entwicklung eines gemeinsamen Fallverständnisses und einer Problemdefinition

Die Schilderungen der Symptome und Beschwerden und die Beschreibungen von Wirklichkeit aus der Sicht der Familie werden aufgegriffen und umgedeutet. Dieses zentrale Reframing der Problembeschreibung soll die wechselseitige Bezogenheit oder Komplementarität des Verhaltens deutlich machen, die interaktionelle Einbettung der Symptomatik darstellen und eine lineare Sicht durch eine zirkuläre Perspektive ersetzen. Häufig werden Probleme normalisiert und in einen Entwicklungskontext eingeordnet. Die zusammenfassende systemische Problemdefinition des Therapeuten sollte die Problembeschreibungen und Anliegen aller Mitglieder wiedergeben und so allgemein gefasst sein, dass sich alle in ihr wiederfinden, aber auch Platz für unterschiedliche Sichtweisen und Ziele bleibt. Sie besteht aus der Beschreibung eines Ist-Zustandes und einer ergänzenden Ziel-Definition. Eine gute Problemdefinition weckt die

Zuversicht, dass Änderungen möglich sind. Sie ist gewissermaßen als Geschäftsgrundlage der weiteren Therapie zu verstehen und wird immer wieder herangezogen, um das konkrete therapeutische Vorgehen zu begründen. Das Kriterium für die Gültigkeit der expliziten Problemdefinition ist ihre Wirksamkeit. Sie ist kompatibel mit der Wirklichkeitssicht der Klienten, erweitert sie jedoch und zeigt mögliche Lösungswege auf. Auf eine treffende Problemdefinition reagieren die Klienten nonverbal mit einer »Ja-Reaktion«.

Die Auseinandersetzung mit dem Symptom wird zu einer Abenteuerreise umgedeutet, bei der die Familie und das Kind in dem Bestreben geeint werden, das »Land der Freiheit wieder zu erreichen« und »den Herrn Obergenau« oder den »Mach-2« zu überwinden, der das Kind animiert, alles doppelt zu tun. Durch diese Problemdefinition wird die Hierarchie in der Familie korrigiert: Die Eltern stehen aufseiten des Kindes, schützen seine Grenzen und entwickeln auf Familienebene ein Gefühl der Selbstwirksamkeit. Die Eltern werden als Teil der Lösung und als wichtiges Unterstützerteam definiert. Es ist entscheidend für den weiteren Verlauf, dass sie an der Therapie mitwirken. Mit ihnen muss eine therapeutische Allianz hergestellt werden - ebenso wie mit dem Indexpatienten -, und hierfür dient ein weiteres Gespräch mit den Eltern, ggf. zusammen mit dem Kind oder Jugendlichen. Das Kind wird gefragt, ob es nach der jahrelangen Herrschaft des »Herrn Penibel« oder der »Frau Kontrolletti« bereit ist, sich ihm oder ihr zu stellen und mit Unterstützung der Familie wieder »Bestimmer« über das eigene Leben zu werden. Der Zwang soll auf einen angemessenen Platz zurückgedrängt werden. Auch die Eltern verlassen ihre aus langen Niederlagen resultierende chronisch unterlegene Position. Sie werden auf eine Allianz eingeschworen und sollen eine wichtige unterstützende Funktion bei diesem Abenteuer übernehmen, etwa indem sie ihr Kind bei dem Abenteuer mit dem Herrn Penibel oder der Frau Kontrolletti effektiv coachen.

Der Therapeut muss die Motivationslage überprüfen: *»Ist Karl bereit, sich zu stellen und Mühen auf sich zu nehmen? Ist der Zeitpunkt für eine Auseinandersetzung gut gewählt? Oder wäre es sinnvoll, erst eine Trainingsphase einzuschieben? Wer kann ihn unterstützen?«*

Deshalb berichtet er in anonymisierter Form davon, wie ein Kind, das vielleicht etwas jünger war, möglicherweise sogar vom anderen Geschlecht, einen ähnlichen Zwang gemeistert hat:

Im vergangenen Jahr kam ein Mädchen mit seinen Eltern wegen Zwängen zu mir, das war sieben Jahre alt, und das hatte den Zwang, immer alle Stifte im Mäppchen zu zählen und nochmals zu zählen ..., das hat ganz schön gedauert. Jedenfalls hat die es supergut hinbekommen, locker zu werden und nicht mehr zu zählen, und insbesondere die Mutter hat ihr Mut gemacht, und da ist sie viel sicherer geworden und hat schließlich gesagt: »So ein Quatsch, ich brauch doch nur einmal zu schauen, ob ich alles dabeihabe ...!«

Derartige Geschichten wecken Hoffnung und orientieren die Familie darüber, wie der therapeutische Prozess ablaufen kann.

Bei der gemeinsamen Aushandlung einer weiter gefassten Problemdefinition und eines gemeinsames Fallverständnisses wird eine neue, therapeutische Wirklichkeit entwickelt, welche die Symptomhaftigkeit in einen größeren narrativen Rahmen einbettet. Ähnlich lässt sich das folgende Fallbeispiel verstehen.

Auf Empfehlung eines Kollegen meldete ein Vater seinen siebenjährigen Sohn Ralf an, der vor ca. sechs Wochen zunächst motorische und vokale Tics, dann heftige Zwangssymptome entwickelt hatte. Vorangegangen war eine unklare Infektion, die homöopathisch behandelt worden war. Eine Kontrolluntersuchung auf PANDAS war negativ. Die Zwangsstörung äußerte sich zum einen durch »rituelles« mehrfaches Berühren von Gegenständen oder der Eltern. Dabei zählte er oft im Stillen. Er konnte erst damit aufhören, wenn es für ihn »stimmte«. Noch schwerwiegender war eine innere Blockade, die es ihm mehrmals täglich und über viele Stunden lang nicht möglich machte zu gehen. Mitten im Laufen hielt er inne, stand dann wie eingefroren auf der Stelle und konnte keinen Fuß vor den anderen setzen. Er litt darunter sehr, vermochte es aber nicht zu durchbrechen und traute sich deshalb auch nicht in die Schule. Dazwischen gab es immer wieder Stunden, in denen er ganz »normal« herumtobte, spielte und rannte. Doch dann brach nach und nach der Zwang wieder durch, und er konnte sich erneut nicht bewegen. Es konnte passieren, dass er eine gute Stunde lang oder noch länger einfach nur auf dem Fleck stehen blieb und die innere Sperre nicht durchbrechen konnte, weinte und dabei sehr angespannt war. Der Junge galt als aufgewecktes, sehr sensibles Kind, das viele Eindrücke in sich aufnahm, gerne tobte und kuschelte. Der Lösungsversuch des Vaters bestand darin, den Jungen im Haus zu tragen. Außerdem hatten ihn die Eltern in der Schule krankgemeldet.

Die Eltern waren seit etlichen Jahren getrennt. Um das Sorgerecht und den Umgang damit hatte es heftige gerichtliche Auseinandersetzungen gegeben. Ralf und sein um vier Jahre jüngerer Bruder verbrachten die eine Hälfte der Woche bei der Mutter, die andere beim Vater. Im Erstgespräch zeigte sich Ralf sehr zurückgezogen, redete zunächst kein Wort und setzte sich mit dem Stuhl so, dass er nur die Wand anschaute, während sein jüngerer Bruder gut Kontakt aufnahm und spielte.

Bei der Schilderung des Bewegungszwanges ließ er sich nicht auf den Vorschlag ein, einmal zu zeigen, wie diese Hemmung denn ausschaue. Daraufhin zog der Therapeut eine imaginäre Fernbedienung hervor, erklärte mit ihrem Einverständnis die Mutter zu einem Roboter, der gesteuert durch die imaginäre Fernbedienung quer durch den Raum laufen sollte. Mit etwas eckigen Bewegungen und quietschenden Tönen setzte sich die Mutter in Bewegung, wurde gestoppt ..., sollte weitermarschieren ..., fror erneut regungslos ein, sollte dann zu einem Schrank gehen, die Schublade öffnen, wieder innehalten usw. Beide Jungen schauten fasziniert zu, und der Indexpatient bat um die Fernbedienung. Zuerst schickte er die Mutter durch den Raum, ließ sie etwas greifen ..., erstarren ..., wieder weiter greifen. Dann durfte die Mutter dieses Spiel mit ihm als Roboter wiederholen. Gegen Ende der Sitzung war die Atmosphäre im Raum deutlich gelöster. Um das Problem des Schulbesuchs rasch zu lösen, wurde die Familie gebeten, nach dem Gespräch am selben Nachmittag sich am Heimatort auf den Schulhof zu begeben, um dort eine Weile zu spielen und R. am nächsten Tag zur Schule zu begleiten. Zum nächsten Gespräch kamen die Eltern und Ralf in einer sehr beschwingten Stimmung. Die Zwänge hatten sich aufgelöst, Ralf besuchte ohne Probleme die Schule.

In der Folge wurde dann an den Konflikten um die Übergabe an den Tagen gesprochen, an denen die Jungen von einem Elternteil zum anderen wechselten: Ralf wusste oft nicht, ob er gehen oder bleiben sollte, und fühlte sich mit dieser Entscheidung überfordert. Punktuell wurde dann mit den Eltern daran gearbeitet, die Übergänge funktionaler zu gestalten und Ralf aus seiner Zwickmühle zu befreien. Die Zwangssymptome waren auch nach einem und nach drei Jahren nicht wieder aufgetreten.

7.4.15 Musterunterbrechung und Krisenintervention

Zu Beginn der Therapie muss geklärt werden, ob es mit dem Symptom einhergehende oder zusätzliche Probleme, Belastungen und Ereignisse gibt, die eine Krisenintervention erforderlich machen. Erweist sich im Erstgespräch, dass ein Kind durch die Zwangssymptomatik massiv unter Druck steht, sind gegebenenfalls Aktionstechniken geboten, um eine erste Musterunterbrechung einzuleiten und die Hoffnung auf Veränderung zu wecken. Die Vorgehensweise basiert auf der Idee, dass Lösungsverhaltensweisen vorhanden, aber nicht genutzt, sondern übersehen werden. In Kapitel 4 wird beschrieben, dass bei Grübelschleifen persistierende Erregungskreise linkshemisphärisch im Sprachzentrum nachzuweisen sind. Das Aufrufen motorischer Programme durch Bewegungen, die beide Körperhälften gegenläufig aktivieren, führt zu einer Musterunterbrechung. Eine einfache, hochwirksame Intervention besteht darin, einen Jugendlichen zu bitten aufzustehen, einen der »Lieblingszwangsgedanken« etwa 30 Sekunden lang innerlich aufzurufen und dann im Raum hin und her zu hüpfen.

7.4.16 Aufklärung und Information über den weiteren Verlauf der Therapie und formale Aspekte

Ein Teil des therapeutischen Prozesses besteht darin, Klienten als »Kunden« darüber aufzuklären, wie eine systemische Therapie abläuft, was sie vom Therapeuten erwarten können, was von ihnen zu leisten sein wird, welche alternativen Behandlungsmöglichkeiten es gibt, was mögliche Folgen wären, wenn eine Therapie nicht aufgenommen wird usw. Patienten haben ein Anrecht auf eine solche Aufklärung, um auf einer informierten Basis Entscheidungen treffen zu können. Die Rahmenbedingungen und der weitere Ablauf der Therapie werden erläutert. Der Familie sollte angeboten werden, alle Fragen zu stellen, die sie zu dem Thema Zwänge, zum Ablauf der Therapie oder zur Person des Therapeuten haben.

7.4.17 Verabredung

Mit der Familie wird festgelegt, wann die nächste Sitzung stattfinden wird. Der Abstand sollte nicht länger als 14 Tage sein. Wenn Klienten hinsichtlich der Aufnahme einer Therapie ambivalent sind, werden die nächsten beiden Folgetermine als Gelegenheit definiert, dies zu prüfen.

7.4.18 Aufgaben und Verschreibungen für die Zeit zwischen den Sitzungen

Zentral für die Therapie ist es, dass der Indexpatient und seine Familie zwischen den Sitzungen aktiv sind. Zum nächsten Termin wird eine erste Aufgabe vereinbart, beispielsweise eine Fortsetzung der Beobachtungsaufgabe, wann das Symptom schlimmer, wann es besser ist, verbunden mit der Bitte, dies zu notieren und die Aufzeichnungen mitzubringen. Das Ziel dieser Phase besteht darin, zu einer Übereinstimmung über die Fortsetzung und die Rahmenbedingungen der Therapie zu kommen.

Der Therapeut fragt die Familie, wie weiter verfahren werden soll. Falls sich die Familie entschließt, nicht weiterzumachen, kann angeboten werden, dass sie sich zu einem späteren Zeitpunkt erneut melden kann oder dass sie die Adresse einer anderen Einrichtung erhält, die vielleicht günstiger zu erreichen ist. Wird eine Therapie gewünscht, wird der Ablauf erläutert: je ein weiteres stärker diagnostisches Gespräch mit dem Indexpatienten, ein Gespräch mit den Eltern und dann weitere Gespräche im Einzel- und im Familiensetting. Zu klären ist auch, welche Zeiten für Familie und Therapeut generell möglich sind. Die nächsten beiden Termine werden verabredet. Die endgültige Entscheidung über die Aufnahme der Therapie soll dann im vierten Gespräch erfolgen.

Der Therapeut fasst zusammen, an welchen Zielen gearbeitet werden soll, und geht mit den Eltern die erforderlichen Formalitäten durch: Honorarvereinbarungen, Abrechnungsmodalitäten und Ausfallregelungen. Er bittet die Erwachsenen, notwendige Schweigepflichtentbindungen zu unterschreiben, um relevante Informationen von anderen Behandlern und Einrichtungen zu erhalten, zum Beispiel von Ärzten, Schulen und früheren Therapeuten. Der Therapeut erkundigt sich, ob die Familie weitere Fragen hat, und nutzt die Verabschiedung für ein Joining mit allen Anwesenden.

7.4.19 Nachbereitung des Gesprächs

In Abstimmung mit der Familie ist Rücksprache mit dem behandelnden Kinderarzt oder mit einem Kinder- und Jugendpsychiater aufzunehmen, u. a. um zu klären, ob es Entwicklungsauffälligkeiten gab, oder um eine PANDAS auszuschließen. Möglicherweise sind weitere Befunde einzuholen, etwa wenn es Hinweise auf eine schulische Überforderung gibt. Mit den Eltern und dem Kinderarzt sollte besprochen werden, ob derzeit Medikamente eingenommen werden. Außerdem sollen die vor dem Gespräch und im Gespräch entwickelten Hypothesen über das Familiengeschehen und die Zwangssymptomatik im Nachinein vom Therapeuten kritisch reflektiert werden.

7.5 Zweites Erstgespräch

In vielen Fällen ist es sinnvoll, sich in einem weiteren »Erstgespräch« Zeit zu nehmen für die weitere Erkundung der Symptomatik, des Ressourcenstatus, der Geschichte der Lösungsversuche und weiterer Themen, die zur Symptomatik beitragen. Schwerpunkte des zweiten »Erstgesprächs« sind die Festigung des therapeutischen Bündnisses, die Vertiefung der diagnostischen Information über die Zwangssymptomatik und andere Beschwerden sowie die Auswirkungen des Symptoms. Führt man das zweite Gespräch im Einzelsetting mit dem Kind oder Jugendlichen durch, erhält man Gelegenheit, mehr über die Ausdehnung der Zwänge zu erfahren. Auf gezieltere Nachfragen erfährt man sehr häufig von einer ganzen Reihe weiterer Zwänge, die im vorangegangenen Gespräch ausgeblendet wurden.

Nach einem Joining mit dem Kind und den Angehörigen erkundigt man sich, was seit dem letzten Gespräch geschehen ist.

> *»Welche Themen bringst du mit?«*
> *»Welche Ausnahmen von dem Problemmuster wurden gefunden?«*

Der Therapeut fragt nach, wie die Anregungen zur Musterunterbrechung (Kniebeugen, Tanzen etc.) oder eine So-tun-als-ob-Verschreibung gewirkt haben. Er erläutert erneut die gemeinsame Problemdefinition: Für das Kind bzw. den Jugendlichen geht es darum, wieder Chef in seinem eigenen Haus zu werden. Dazu muss die innere Spannung ertragen werden, statt sie einfach loswerden zu wollen. Anhand der Antworten schätzt der Therapeut ein, wie engagiert es oder er für Veränderungsschritte ist.

Mit dem Kind bzw. Jugendlichen werden weitere Ressourcen erkundet, die Fragen in Kasten 2 bieten dazu eine Hilfestellung.

7.5.1 Landkarte des Problems

Zur Erkundung des relativen Einflusses des Symptoms erhält der Indexpatient ein DIN-A3-Blatt und farbige Stifte mit der Bitte, eine Insel einzuzeichnen, die fast das ganze Blatt einnimmt. Das Land kann ausgestaltet werden mit Bergen, Hafen, Strand etc. Dazu können Mini-Figuren angeboten werden (erhältlich z. B. über den Manfred Vogt Spieleverlag). Der Indexpatient soll eine Figur für sich selbst auswählen und eine weitere für das Symptom, den Zwang, den »Übelgrübel« oder dergleichen. Das Kind wird gebeten zu zeigen, welcher Teil der Insel ihm gehört und welchen Teil sich der Zwang bereits erobert hat, und soll dies auf der Landkarte markieren. Stelle eine Reihe von systemischen Fragen:

> *»Wie ist das geschehen?«*
> *»Welche Tricks hat der Herr Kontrolletti angewendet? Was haben die Angehörigen und Freunde getan oder unterlassen?«*

Stelle paradoxe Verschlechterungsfragen:

> *»Was müsste passieren, damit du dich noch mehr zurückdrängen lässt?«*
> *»Was müsstest du dir sagen, damit du den Kopf hängen lässt und dem Herrn Penibel noch mehr Raum überlässt?«*
> *»Zeige, wie viel Raum du gerne für dich hättest.«*

Der Therapeut fragt nach nützlichen Seiten des Zwangs:

»Überlege auch, ob du ihn wirklich ganz loshaben willst. Vielleicht kann er sich ja wandeln in eine gute Vorsicht?«

Gegebenenfalls wird dazu mit Erlaubnis des Kindes die Symptom-Figur genommen, die provozierende Aussagen machen kann:

»Im Land von Peter gefällt es mir, hier ist es gemütlich, da wäre ich doch blöd, wenn ich fortginge ...«

Weitere Mini-Figuren können angeboten werden:

»Welche Helfer könntest du gut gebrauchen? Ein Tier oder eine Gestalt, die Mut, Ausdauer, Pfiffigkeit, ein dickes Fell etc. verkörpert?«
»Welche Freunde hast du, die dich unterstützen können?«

Von dieser Aufstellung kann ein Foto gemacht werden. Dabei wird wertgeschätzt, was der Indexpatient gezeigt hat; diese Intervention wird mit Prozessaussagen abgerundet:

»Es ist spannend zu sehen, wie schön deine Insel ist und wie entschlossen du wirkst, dir deine Freiheit und Leichtigkeit zurückzuerobern. Von alleine wird das nicht gehen. Lass uns überlegen, wie du das hinbekommen kannst und wie deine Familie dir helfen kann!«

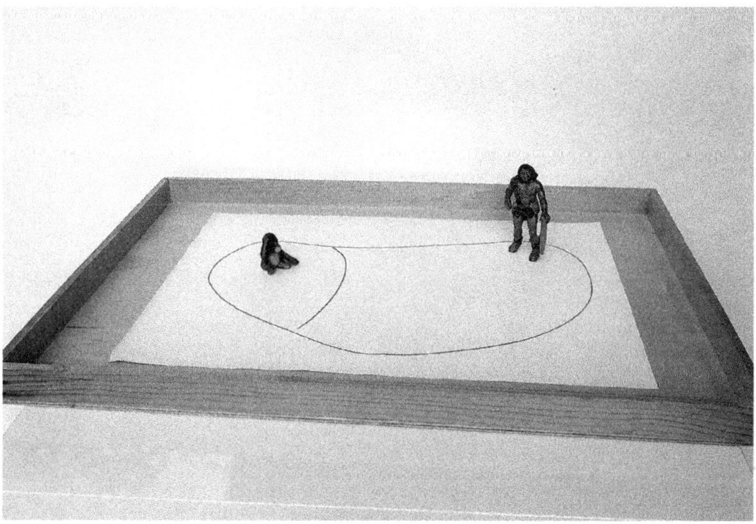

Abb. 1: Der Zwang (Neanderthaler) erobert die Insel von Viola/Orang Utan.

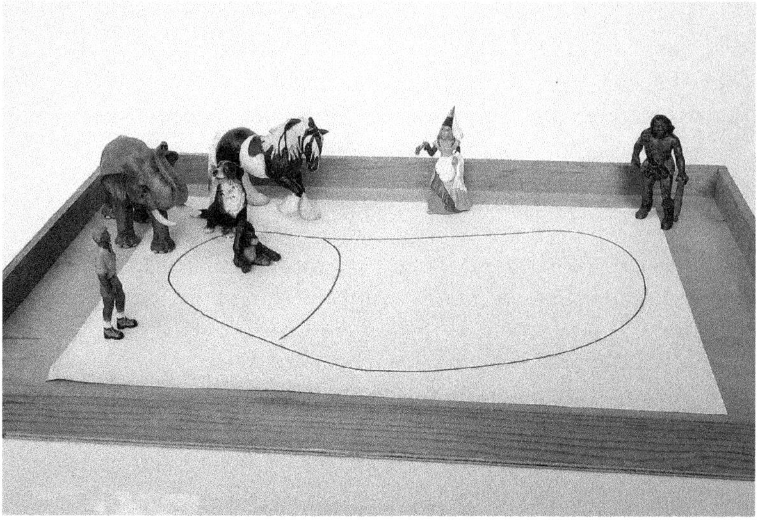

Abb. 2: Orang vertreibt den Neanderthaler mit Helfertieren und den Eltern/Ranger und Zauberfee.

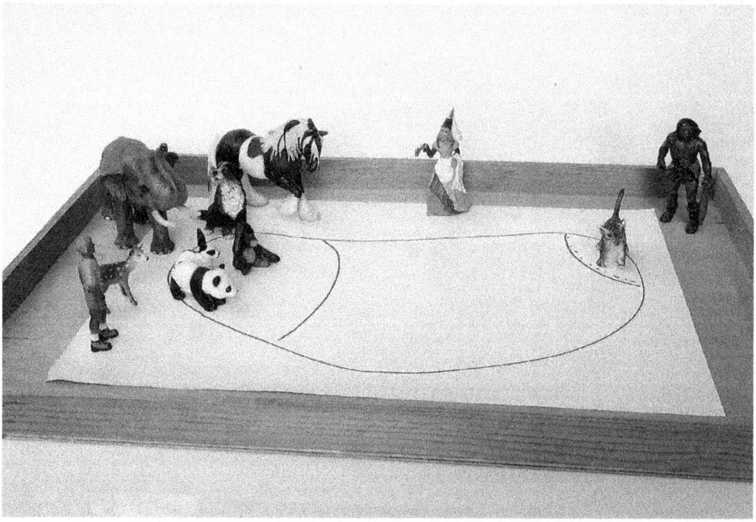

Abb. 3: Zähmung der Macht des Neanderthalers, Verwandlung in einen kleinen Tiger, der einen Platz erhält. Neue Freunde (Panda und Kaninchen) erscheinen.

7.5.2 Weitere Erkundung der Zwänge

Sehr häufig lohnt es, sich mit dem Kind bzw. Jugendlichen erneut damit zu befassen, in welchen weiteren Bereichen sich die Zwangssymptome zeigen. Das Kind wird gebeten aufzuschreiben, welche Zwänge es in seinem Leben kennt. Zu jedem einzelnen Zwang wird gefragt:

> *»Wie läuft er genau ab?«*
> *»Wie oft machst du das hintereinander, in der Stunde, am Tag, in der Woche?«*
> *»Wie lange dauert dies insgesamt?«*
> *»Was passiert vorher - welche Gedanken oder Sorgen beschäftigen dich da?«*
> *»Welche Schlüsselreize lösen den Zwang aus?«*
> *»Welche Handlungen folgen danach?«*

Satzergänzungen sind eine einfache, effektive Form, die Sorgen zu erkunden, die sich hinter dem Zwang verbergen. Dazu wird eine Reihe von Sätzen zum Problem formuliert, die spontan ohne weitere Überlegung ergänzt werden sollen:

> THERAPEUT: *»Das Schlimmste an Keimen ist ...«*
> KIND: *»... dass man krank werden kann.«*
> THERAPEUT: *»Wenn man krank wird, dann ...«*
> KIND: *» ... kann man sterben.«*
> THERAPEUT: *»Wenn man stirbt, dann ...«*
> KIND: *»... ist das ganz furchtbar.«*
> THERAPEUT: *»Was noch schlimm an Keimen ist ...«*

> *»Wie geht es dir dann innerlich, wenn du die Zwänge durchführst - ist es dir egal, ärgerst du dich, bist du erleichtert? Was passiert mit dieser Spannung?«*

Zur Erfassung des Ausmaßes des Problems bietet man Skalierungen an. *»Zeichne einen Strich; 0 wäre ›es ist egal, du bist voll cool‹, 100 wäre ›du bist voll angespannt‹. Zeichne bitte ein, wie es dir geht. Ist der Leidensdruck hoch oder nicht?«*

Man kann sich den Ablauf eines typischen Tages schildern lassen. Es ist wichtig, nach zwanghaften Verhaltensweisen zu fragen, die vielleicht gar nicht als solche wahrgenommen werden:

> *»Brauchst du für manche Dinge viel länger, als es gut wäre, zum*

Beispiel zum Anziehen?«

»Benötigst du für einfache Aufgaben sehr lange, weil du sie besonders gut machen willst, zum Beispiel Hausaufgaben?«

»Brauchst du lange für einfache Entscheidungen (was soll ich anziehen)?«

»Neigst du dazu, perfektionistisch zu sein?«

»Gibt es Konflikte wegen eigensinniger, starrer Verhaltensweisen?«

Merkwürdigerweise sind viele dieser Kinder in anderen Bereichen unordentlich.

Manche Zwangsgedanken haben sich verselbstständigt und werden kaum noch als solche wahrgenommen, und manche Zwangshandlungen laufen quasi vorbeugend ab, bevor sich eine Spannung aufbauen kann, und werden eventuell nicht mehr als Problem wahrgenommen.

»Gibt es Verhaltensweisen, die anderen Leuten etwas sonderbar vorkommen?«

Jüngeren Kindern kann man Beispiele nennen, muss aber aufpassen, nicht suggestiv in eine falsche Richtung zu lenken.

»Du machst doch gelegentlich dieses Pusten«, sagte Frau Hofmann, die Mutter von Silke. Diese wirkte etwas irritiert. Das sei ihr eigentlich gar nicht weiter aufgefallen. Ja, in größeren Abständen würde sie gelegentlich den Drang verspüren, Luft auszupusten, so als ob sie etwas wegblasen würde.

Zeichen von Verlegenheit oder Scham sollten beachtet werden: Manche Zwangssymptome sind schambesetzt. Das ist mit einer der Gründe, dieses Gespräch einzeln mit dem Kind oder dem Jugendlichen zu führen. Oft bestehen Schuldgefühle, wenn die Zwangsgedanken sexuelle oder aggressive Inhalte berühren. Oft gibt es auch verdeckte Gegenrituale, die symptomerhaltend wirken.

»Was tust du insgeheim, damit Zwangsgedanken aufhören?«

7.5.3 Skalierung der Beschwerden

Angeboten wird ein Blatt mit einer ca. 10 cm langen geraden Linie. Der Jugendliche wird aufgefordert zu zeigen:

»Was war auf einer Skala von 0 bis 10 der Tiefpunkt des Zwanges, als es dir am allerschlechtesten ging?«
»Wo stehst du heute, wo standest du in den vergangenen zwei, drei Wochen?«
»Wie hast du es geschafft, dass du heute schon hier stehst und den Tiefpunkt hinter dir gelassen hast?«
»Welche Marke müsstest du erreichen, um sagen zu können, es geht dir deutlich besser?«
»Wenn du heute einen Schritt machen wolltest, der dich einen halben Punkt weiterbringt, wie könnte der ausschauen?«

7.5.4 Erkundung bisheriger Lösungsversuche

Ausgehend von der Annahme, dass der bisherige Lösungsversuch das Problem aufrechterhält, ist es wichtig zu erfahren, was offen oder eventuell auch gedanklich getan wird, um die Zwangshandlungen oder Zwangsgedanken loszuwerden.

»Was tust du, um dieses Problem zu lösen?«
»Wann versuchst du manchmal, das Zwangsverhalten zu lassen?«
»Wie machst du das?«
»Wenn du dich widersetzt, wie geht es dann? Funktioniert das?«
»Was tun deine Eltern?«

Manche Lösungsversuche sind Teil des Problems - etwa das Vermeiden von scheinbar verschmutzten Räumen oder Orten, zum Beispiel in der Schule. Das Gleiche gilt für innere Gegenrituale, die das Böse beschwichtigen sollen und ihrerseits zwanghaft sind, wie das Aufsagen von Sprüchen oder der Versuch, das Kontrollieren an die Eltern abzugeben und sich dann bei ihnen rückzuversichern.

7.5.5 Paradoxe Verschlimmerungsfragen

»Wie könntest du alles schlimmer machen? Das ist nicht das, was du willst, aber angenommen du würdest es laufen lassen wollen, wie könntest du das tun ...?«

7.5.6 Zukunftsorientierte Fragen

Mit ihnen können die hypothetischen Auswirkungen einer möglichen Symptomfreiheit erkundet werden:

»Was würdest du mit deiner Energie, mit deiner Zeit tun, wenn die Zwänge nicht mehr auftreten würden?«
»Wann ist dies schon jetzt gelegentlich der Fall?«
»Was passiert dann?«
»Angenommen, ein Wunder hätte stattgefunden, du würdest aufwachen und der Herr Penibel wäre fort - wie würde sich das in deinem Leben äußern? Was würdest du tun oder sagen?«
»Wer würde das bemerken?«
»Vermutlich ist es noch zu früh, sich zu fragen, was passieren wird, wenn der Zwang zurückgedrängt sein wird: Was könnte an seine Stelle treten? Fröhliche Gedanken? Lebensbejahung? Wohlfühlgedanken? Wie gesagt, jetzt ist es wohl noch zu früh, darüber nachzudenken?«

7.5.7 Weitere Themen und Sorgen

Der Therapeut erkundigt sich, was das Kind oder den Jugendlichen noch beschäftigt:

»Was passiert in der Schule?«
»Wie geht es mit deinen Geschwistern?«
»Gibt es Sorgen im Zusammenhang mit einer Trennung der Eltern?«
»Was macht die Freundin oder der Freund?«

Diese Themen werden ggf. in den folgenden Gesprächen aufgegriffen.

7.5.8 Entwicklung eines tieferen Verständnisses des Problems

Im gesamten Verlauf des Gesprächs werden vom Therapeuten Hypothesen über das Symptom und die Familie überprüft, verfeinert oder verworfen:

- *Wem hilft der Indexpatient mit seiner Symptomatik?*
- *Was ist der fehlgeleitete Lösungsversuch?*
- *Was wäre die Umkehrung des bisherigen Lösungsversuches?*
- *Was würde sich ohne Symptom ändern?*
- *Welche Funktion hat das Symptomverhalten innerhalb der Familie?*

- *Was ist ein möglicherweise anstehender Entwicklungsschritt?*
- *Wie ordnet sich die Zwangssymptomatik in das weitere Familiengeschehen ein?*
- *Was ist das übergeordnete Thema, um welches es geht?*

7.5.9 Vereinbarung weiterer Aufgaben bis zur nächsten Sitzung

Mit dem Kind oder dem Jugendlichen wird eine weitere Aufgabe verabredet, ggf. auch die Fortsetzung einer bereits gestellten Aufgabe.

> *»Die meisten Kinder und Jugendlichen - und ihre Eltern - wollen den Herrn Penibel nur loswerden. Doch da er seit langer Zeit bei dir Gast oder sogar Dauergast ist, überlege bitte, welche Nachteile es haben könnte, wenn du eines Tages feststellst: Der Zwang ist komplett fort. Was würdest du möglicherweise verlieren?«*

Falls im Folgetermin berichtet wird, es seien keine Nachteile gefunden worden, sollte im Sinne einer paradoxen Herausforderung Skepsis gezeigt werden:

> *»Vielleicht ist das ein Zeichen dafür, dass die Symptome möglicherweise früher eine Funktion hatten, die aber inzwischen überholt ist. Das hieße, deine Zwänge sind letztlich überflüssig geworden - was dafür spricht, dass die Zeit gekommen ist, sich dem Symptom zu stellen.«*

7.6 Eltern als Unterstützer gewinnen

Zwänge haben einen starken Einfluss auf das Familienleben. Kinder und Jugendliche mit Zwängen geben sich sehr häufig mit Anfangserfolgen zufrieden und drücken sich davor, sich mit ihren Problemen konsequent auseinanderzusetzen. Familienthemen wie Geschwisterkonflikte, Sorgen um eine kranke Mutter, die eine Operation benötigt, Probleme im Zusammenhang mit Trennung und Scheidung u. a. m. lassen sich besser erfassen, wenn die Familie einbezogen wird.

7.6.1 Fragen an die Eltern

Mit den Eltern wird ausführlich über die Zwänge gesprochen:

> *»Wann haben die Zwänge begonnen?«*

»Gab es bereits früher Ängste, Unsicherheiten?«
»Wie haben sich die Symptome über die Zeit entwickelt - sind sie gleich geblieben, stärker geworden, schwächer geworden? Fluktuieren sie?«
»Wann sind sie gar nicht vorhanden?«
»Bestehen einfache oder komplexe Tic-Störungen, evtl. auch vokale Tics?«
»Liegt eine depressive Symptomatik vor?«
»Kann das Kind erkennen, dass die Zwänge eigentlich unvernünftig sind?«

7.6.2 Familieninteraktion beachten

- *Wie sehr sind die Familienangehörigen in die Symptomatik einbezogen? Haben sie sich arrangiert, schimpfen sie oder wechseln sie zwischen mitmachen und dagegen angehen?*
- *Reagiert das Kind manchmal aggressiv, wenn die Eltern oder Geschwister sich nicht dem Symptom unterordnen?*
- *Ist das Verhalten der Eltern angemessen fördernd und fordernd, übermäßig gewährend oder hochgradig kritisch?*
- *Wie gut kooperieren die Eltern miteinander als Team?*
- *Wie wird mit Konflikten umgegangen?*
- *Besteht eine Harmonisierungsneigung?*
- *Gehen die Angehörigen empathisch oder hochkritisch miteinander um?*
- *Welches Bild haben die Eltern davon, was in dem Kind vorgeht, wenn es seine Zwänge ausführt oder grübelt?*
- *Sind im Zusammenhang mit dem ersten Auftreten der Zwänge (Streptokokken-)Infektionen aufgefallen?*

7.6.3 Erkundung der weiteren Auswirkungen der Zwänge auf die Eltern und die Familie

Die Familie und insbesondere die Eltern und Geschwister werden gefragt, welche Auswirkungen die Zwänge auf das Alltagsleben haben:
»Was hat sich verändert, seit der Zwang regiert?«
»Was tun Sie anders, worauf verzichten Sie?«

»Merken Sie überhaupt, dass er da ist?«

Bei getrennt lebenden Eltern kann es vorkommen, dass wegen des Wechsels an den Wochenenden die Zwänge übersehen werden und gewissermaßen »untergehen«. In einem solchen Falle sollten die Eltern und der betroffene Jugendliche Beobachtungsaufgaben erhalten, um das Auftreten des Herrn Zwanges genauer einzugrenzen.

7.6.4 Aufgreifen weiterer Themen der Familie

Bei diesen Fragen wird am Erstgespräch und an den Schilderungen des Indexpatienten im vergangenen Gespräch angeknüpft.

»Gibt es andere Belastungen?«

»Wie läuft es in der Schule?«

Störungsrelevante Rahmenbedingungen:

»Gab es in den vergangenen zwei Jahren andere Belastungen – Trennungen, Partnerschaftskonflikte, Schulwechsel, Umzüge, Verluste, Krankheiten, Pflege von Angehörigen?«

»Ist der Indexpatient den schulischen Anforderungen gewachsen oder überfordert?«

Bei vorliegenden Hinweisen sollte man sich die Erlaubnis einholen, Rücksprache mit Lehrern oder weiteren Personen einzuholen.

»Wie wird mit möglichen Konflikten zwischen den Geschwistern umgegangen?«

»Wie gehen die Eltern mit Konflikten um?«

Wenn Eltern getrennt leben:

»Wie gut funktionieren die Absprachen? Gibt es anhaltende Konflikte?«

Die Familienmitglieder werden unterstützt, offen zu kommunizieren, Probleme und Ziele klar zu definieren, zu verhandeln und gemeinsame Probleme zu lösen.

Naomi hatte begonnen, ihre Ordnungszwänge zurückzudrängen. Bei der Frage, wie es ihr gehe, machte sie ein verdrießliches Gesicht – ihre ältere, vierzehnjährige Schwester würden sie triezen und häufiger bei den Eltern anschwärzen, um selbst besser dazustehen. Im folgenden Gespräch bestätigte die Mutter diese Einschätzung, und wir verabredeten einen Termin, an dem die ganze Familie teilnehmen sollte. Celine bestätigte im Großen und Ganzen, dass sie sich öfters unfair gegenüber der kleinen Schwester verhalte, klagte aber ihrerseits nachvollziehbar darüber, dass Naomi sich doch sehr oft durchsetze und durchaus fies sein könne. Die Eltern wurden gebeten, mit den Töchtern ihre Vorstellungen vom Zusammenleben zu erörtern und klarzustellen, welche Verhaltensweisen zwischen Schwestern nicht akzeptabel seien. Diese Aussprache führte zu einer nachhaltigen Verbesserung der Situation von Naomi, die ihren Zwang rasch überwinden konnte.

7.6.5 Biografische Anamnese mit Genogramm

Die Genogrammanalyse hilft, Hypothesen über generationsübergreifende Muster herauszuarbeiten, die die Lebenspraxis und Handlungsspielräume einschränken, öffnet aber auch die Sicht auf Ressourcen und Entwicklungsmöglichkeiten (McGoldrick u. Gerson 1990). Ereignisse wie Ehen und Partnerschaften, Trennungen und Scheidungen, Fehlgeburten und besondere Ereignisse werden notiert. Das Genogramm wird durch Besonderheiten der Biografie ergänzt - generationsübergreifende Suchtprobleme, Krankheiten oder Suizide. Neben Problemmustern werden anstehende Entwicklungsschritte und Ressourcen der Familie deutlich. Die Familie wird eingeladen, Geschichten zu den einzelnen Angehörigen zu erzählen und von Angehörigen zu berichten, die mit ähnlichen Beschwerden zu tun hatten und Lösungswege gefunden haben. Bei der Schilderung wird auf zentrale Themen und Leitmotive der Erzählung geachtet und auf eine mögliche Opferposition.

Gefragt wird nach Veränderungen in der Familie und deren Umfeld in der jüngeren Vergangenheit: Das können zum Beispiel ein Umzug sein, Krankheit, Tod, Stellenwechsel, der Weggang oder die Aufnahme von neuen Mitgliedern in die Familie. Der Fokus bleibt bei dem präsentierten Problem. Dabei sind gleichzeitig auch Kontextveränderungen des Familiensystems zu beachten, die das präsentierte Problem beeinflussen und von ihm beeinflusst werden.

Die Familienmitglieder werden ermutigt, etwas zu jeder Person zu sagen und gebeten, Beispiele für besondere Beziehungserfahrungen zu geben. Der Therapeut hilft den Familienmitgliedern, ihre Gedanken zu verdeutlichen. Dabei wird eine empathische und nicht wertende Haltung gegenüber jeder einzelnen Person gewahrt. Die Bedeutung des Beitrags jeder Person wird gewürdigt, unterschiedliche Auffassungen und Einschätzungen werden beachtet, ohne diese hervorzuheben. Der Therapeut prüft, ob und in welcher Weise sich Muster aus der Vergangenheit in der Gegenwart auswirken.

- *Wer in der Familie hat ähnliche Beschwerden?*
- *Gibt es weitere Besonderheiten, die zu beachten sind?*
- *Welche Entwicklungsschritte stehen an, die tradierte Problemmuster auflösen würden?*

Die neunjährige Katrin hatte ausgeprägte Zwänge. Daheim mussten Dinge in einer ganz exakten Weise geordnet werden. Außerdem durfte der Vater in dem Haus - einem Altbau - nur so laufen, dass er nicht zu hören war, und sie reagierte überhaupt hochallergisch und aggressiv auf jedwede Lebensäußerung. Bei der Genogrammanalyse zeigte sich, dass der Vater aus eher einfachen Verhältnissen stammte und einem Beruf ohne besonderes soziales Prestige nachging und einen schweren Stand gehabt hatte, von seinen Schwiegereltern akzeptiert zu werden. Die Mutter stammte aus einer einflussreichen, hoch angesehenen Familie mit akademischem Hintergrund. Die Mutter hatte lange Zeit unter der hochgradigen Zwanghaftigkeit der eigenen Mutter gelitten, die ihre Kinder misshandelt hatte, wenn diese sich nicht penibel an die von ihr vorgegebene Ordnung gehalten hatten. Ihre Zwänge waren ebenso tabuisiert worden wie ihr Alkoholismus und die gewalttätigen »Erziehungspraktiken« ihres Vaters. Diese biografischen Hintergründe waren wichtig, um zu verstehen, warum die Mutter auf die Forderungen des Zwanges der Tochter wie gelähmt reagierte und der Vater das Verhalten des Mädchens als Fortsetzung einer Ablehnung seiner Person wahrnahm.

7.6.6 Fragen nach dem sozialen Netz der Familie und weiteren Stärken

Mit entsprechenden Fragen wird geklärt, ob das Kind Freunde hat, ob die Eltern Angehörige und eigene Freunde in der Nähe haben oder ob sie isoliert sind. Gegebenenfalls kann eine Netzwerkkarte erstellt werden. Anhand des Genogramms und des Netzwerkes können die Stärken und die sozialen Ressourcen der Familie erneut erkundet werden, und es kann geprüft werden, was mit der Zeit und Energie passieren könnte, die aktuell in den Zwang geht.

7.6.7 Entwicklung eines gemeinsamen Behandlungsplanes

Auf der Basis dessen, was in den ersten beiden Gesprächen erzählt und in Erfahrung gebracht wurde, wird die gemeinsame Problemdefinition neu formuliert. Grundlage des Behandlungsplanes sind das gemeinsam entwickelte Fallverständnis und die gemeinsame Problemdefinition. Im Gespräch wird - eventuell mit einer Flipchart - eine schriftliche Liste von Zielen erstellt, die in der Sitzung oder als Aufgabe daheim niedergeschrieben werden. Durch das Aufschreiben werden die Ziele prägnanter und die Verbindlichkeit erhöht.

Die Normen und Werte der Familie und ihres Umfeldes werden respektiert. Falls diese problemerhaltend sind, sollten sie in einer wertschätzenden Weise hinterfragt werden.

Der Therapeut fasst zusammen, was über die Symptome und die Familiensituation berichtet wurde, und sammelt die Therapieziele. Es sollten auch Ziele benannt werden, die über das eigentliche Symptomverhalten hinausgehen. Die Familie wird gebeten, übergeordnete Ziele zu bilden und eine Prioritätenliste der wichtigsten Ziele auszuhandeln. Sinnvollerweise werden Teilziele verabredet, die rascher erreicht werden können.

Nutzt man eine Flipchart, können der Ist- und der Soll-Zustand mit Zeichnungen illustriert werden. Die Arbeit am Symptom ist der Königsweg zur Veränderung - beginnend mit der Arbeit am präsentierten Problem. Eine Rangreihe von Änderungsschritten kann verabredet werden. Die Rangreihe sollte die Zwangssymptome, aber auch übergeordnete Ziele umfassen, zum Beispiel: Unterstützung unsicherer Kinder und Teenager, selbstsicherer zu werden, Unterstützung der Entwicklung einer guten Selbstfürsorge, Unterstützung von Aktivitäten, die zur Entwicklung eines guten Körpergefühls beitragen.

Mögliche Rückschritte im Therapieprozess sollten vorweggenommen werden. Sie werden als Lernmöglichkeiten gedeutet, die für einen guten Verlauf hilfreich sein können.

Zusammen mit der Familie wird geprüft, ob die Ziele sinnvoll und realistisch sind. Über- und Unterkontrolle können zu Problemen führen. In diesem Zusammenhang werden bisherige kontraproduktive Lösungsversuche als solche benannt und hinterfragt. Das Kind oder der Jugendliche muss aktiv werden: *»Ist Hans bereit, gegen die Herrschaft des Zwanges aufzubegehren?«*

Auch der zeitliche Rahmen der Therapie sollte besprochen werden. Ebenso ist zu verabreden, wer an den Gesprächen teilnehmen soll und in welchem Rhythmus Einzelgespräche, Familiensitzungen, Elterngespräche usw. stattfinden sollen. Gearbeitet wird in dem Personenkontext, der für die therapeutische Arbeit zweckdienlich erscheint.

»Claudia, es geht dir darum, die Frau Penibel zurückzudrängen. Du willst nicht mehr jeden Morgen drei Stunden unter der Dusche und im Bad verbringen. Du willst in 20 Minuten fertig sein. Wir haben darüber gesprochen, Claudia, dass du dafür wieder mehr mit deinen Stärken in Kontakt kommen musst, und Sie, Herr und Frau Hofmann, haben darauf hingewiesen: Die Frau Penibel treibt Claudia auch an, ewig lang zu lernen aus Sorge, für die Schule unvorbereitet zu sein. Das heißt: Es wäre sehr gut, wenn du, Claudia, lockerer werden könntest. Wenn du dich nicht unterkriegen lassen willst, wirst du Spannung besser aushalten müssen. Wir haben auch darüber gesprochen, dass deine Eltern und deine Großeltern dir helfen wollen, wenn du spät aus dem Haus kommst, weil du doch wieder zu lange im Bad verbracht hast. Sie fahren dich dann die 12 km zur Schule. Und wir müssen auch eine Lösung finden, wie die Großeltern die Bemühungen um Claudia mit unterstützen.«

7.6.8 Verabredung weiterer Aufgaben

Das Kind wird gebeten, sich mittels einer Videokamera bei der Ausübung seiner Zwänge zu filmen. Die Kamera wird ihm ausgehändigt und es wird überlegt, wann es sich am besten bei seinem Zwangsritual filmen kann. Diese Aufnahmen sollen in den folgenden Sitzungen mitgebracht und auf einem Laptop angeschaut und besprochen werden.

Bestehen ausschließlich Grübelzwänge, erhält das Kind die paradoxe Verschreibung »Sorgenstuhl«:

»Wann stehst du jeden Morgen auf? Stehe jeden Morgen 30 Minuten früher auf als gewohnt, an allen Tagen der Woche. Setze dich an einen bestimmten Platz. Lass jetzt absichtlich alle Zwangsgedanken kommen, die dich normalerweise plagen – exakt 20 Minuten lang – und schreibe sie in ein Therapietagebuch. Klappe das Buch zu und gehe zur gewohnten Zeit frühstücken. Wenn du tagsüber wieder an die Zwänge denkst, kannst du dir sagen: ›Prima, das ist Material für morgen früh!‹ Bitte bringe deine Aufzeichnungen mit. Übrigens reicht es vermutlich, wenn du dies fünfmal in der Woche machst, am besten an den Werktagen, für 20 Minuten.«

In der Regel kommen die aufgeschriebenen Gedanken und Sorgen dem Kind oder dem Jugendlichen absurd und überflüssig vor. Die Eltern werden gebeten, ihr Kind zu ermuntern, die Aufgabe auszuführen. In weiteren Sitzungen wird empfohlen, die Aufgabe fortzuführen mit der Begründung: *»Wenn du bestimmen kannst, wann und wo die Grübelgedanken kommen, fängst du an, mehr und mehr die Bestimmerrolle einzunehmen!«*

7.6.9 Umgang mit Vorbehalten von Eltern gegen die Einbeziehung in die Gespräche

Möglicherweise benennen einzelne Angehörige Gründe, warum sie nicht oder nicht regelmäßig an weiteren Gesprächen teilnehmen wollen. Sachliche Schwierigkeiten sollten ausgeräumt werden, etwa durch eine flexible Terminvergabe auch in die Abendstunden hinein. Muss ein Vater aus beruflichen Gründen eine weite Strecke pendeln, ist es möglicherweise realistischer, ihn nicht zu allen Sitzungen einzubeziehen, aber dennoch verbindlich in gewissen Abständen einzuladen. Eltern lassen sich leichter für eine Teilnahme gewinnen, wenn ihr Kind auch in Einzelgesprächen an der Überwindung seiner Symptome arbeitet und sie parallel dazu zu Familiengesprächen eingeladen werden.

Gegebenenfalls sind Vorbehalte gegen eine Teilnahme ein Teil des Problems, etwa wenn ein getrennt lebender Elternteil zunächst nicht partizipieren möchte. Bei einer solchen Konstellation sollte diese Person angerufen werden, um nach Möglichkeit ein oder zwei Klärungsgespräche zu führen und dann ggf. Gespräche mit dem Indexpatienten und dem getrennt lebenden Vater parallel zu ebensolchen Gesprächen mit der Mutter durchzuführen.

Ein Überblick über allgemeine Interventionen findet sich in Kasten 4.

7.7 Besonderheiten der therapeutischen Arbeit mit Jugendlichen

Zwei Aspekte sind von besonderer Bedeutung: Bis Jugendliche zur Therapie kommen, besteht die Symptomatik meist bereits seit etlichen Jahren, und die Zwangsrituale und -gedanken haben sich möglicherweise erheblich verfestigt. Eine andere Besonderheit sind die in diesem Alter berechtigten wachsenden Autonomiebestrebungen und eine komplementäre Bereitschaft seitens der Eltern, dem Jugendlichen mehr Verantwortung zu überlassen und weniger Vorgaben zu machen mit dem Argument: »Er ist doch kein Kind mehr!«

Jugendlichen sind ihre Zwangssymptome oft sehr peinlich, insbesondere wenn ihre Peers diese mitbekommen. Sie vermitteln aber auch gerne: »Lasst mich doch in Ruhe, das ist doch mein Ding!« Ihren Eltern fällt es meist schwer, sich wirklich herauszuhalten, und sie machen mal ineffektive Vorhaltungen, mal ziehen sie sich frustriert zurück. Allgemeine Hinweise für die Arbeit mit Jugendlichen finden sich bei Retzlaff (2016b). Eine gute Zugangsmöglichkeit bieten neue Medien, zum Beispiel Erinnerungs-SMS an den Jugendlichen und dergleichen mehr.

Vom therapeutischen Vorgehen her empfiehlt es sich, besonders auf eine kooperative Problem- und Zieldefinition zu achten, den Jugendlichen »ins Boot zu holen« und zu vermitteln, dass er von der Behandlung für seine eigenen Ziele und Lebensentwürfe profitieren könnte, und gleichzeitig die Eltern aktiv als Unterstützer einzubeziehen. Mit den Eltern muss eine gute Allianz gebildet werden. Sie sollten bereit sein, auch eine direktive Haltung einzunehmen und einzuhalten. Ohne Rückhalt bzw. Rückmeldung von den Eltern versanden die Bemühungen von Jugendlichen, sich dem Zwang zu widersetzen, rasch. Verständlicherweise wollen Eltern nicht immer »schieben«. Günstig ist folgende Rollenverteilung: Der Jugendliche berichtet aktiv über seine Handlungen beim Zurückdrängen des Zwanges, die Eltern unterstützen und geben Feedback, was sie beobachten.

Juliane war ein ganzes Stück weitergekommen, hatte aber die Idee, dass ihre Eltern nicht so viel machen könnten, um sie zu unterstützen. Die Eltern ihrerseits waren gerne bereit, ihr zu helfen, und machten sie auf verschiedene Gelegenheiten aufmerksam, bei denen sie doch noch Dinge mehrfach berührt oder bestimmte Worte vermieden hatte. Das Mädchen verabredete mit ihnen, sie würde allabendlich berichten, wie sie vorankomme, und sich Rückmeldung holen, ob sie sich aus Sicht der Eltern etwas vorgemacht hätte.

Gegebenenfalls sollten weitere Unterstützer einbezogen werden. Eher permissiv eingestellten Eltern sollte geholfen werden, ihre Rolle auszufüllen und nicht zu versuchen, dem Jugendlichen primär ein guter Freund sein zu wollen. Die Teenager sollen für ihre eigenen Anliegen und Belange aber auch Verantwortung übernehmen. Bei der Bearbeitung von allgemeinen Familienthemen und -konflikten benötigen die Eltern einen klaren Stil, der Aushandlungsprozesse fördert. Jugendliche und Eltern sollten verstehen, dass zur Elternrolle auch dazugehört, auf bestimmten Punkten zu beharren.

Mit Einsetzen der Pubertät können Zwänge stärker auf sexuelle Themen ausgerichtet sein. Bei Wasch- und Kontrollzwängen können sie die Intimsphäre betreffen und stärker schambesetzt sein. Verständlicherweise möchten Jugendliche entsprechende heikle Themen ungerne mit einem Therapeuten des anderen Geschlechts besprechen, was bei der Zuordnung zu einem Therapeuten zu berücksichtigen ist.

4) Generelle Interventionen

- Kennenlernen in der sozialen Phase
- Aufbau eines tragfähigen Therapeut-Klient-Systems
- Klärung des Überweisungskontextes und der Behandlungsaufträge
- Beschreibung der präsentierten Symptomatik und weiterer Themen und Probleme
- Erhebung der Ressourcen
- Klärung der Therapieziele und Veränderungsbereitschaft

- Erhebung des bisherigen Umgangs mit dem Problem sowie der Lösungsversuche
- Fortlaufende Rekontextualisierung der Symptome
- Externalisierungen des Zwanges
- Reframing des Symptoms und der Familieninteraktion
- Abklärung von
  - medizinischen Faktoren
  - Entwicklungsbesonderheiten
  - Medikamenteneinnahme
  - schulischen Problemen
- Erhebung eines Genogramms und Erfassung des sozialen Netzes
- Gemeinsames Fallverständnis und gemeinsame Problemdefinition
- Verabredung eines Behandlungsplanes und Festlegung einer Rangreihe von Schritten
- Paradoxe Intervention zur Umkehrung des zentralen Lösungsversuches des Indexpatienten und der Eltern; Ausführung innerhalb der Sitzung und daheim
- Aufgaben und Verschreibungen von Experimenten
- Stärkung des Indexpatienten insbesondere hinsichtlich der Toleranz ungeliebter Spannungsempfindungen
- Stärkung der Eltern in ihren berechtigten Anliegen
- Stärkung des Körperbezuges
- Aushandeln von Konflikten und Lösung allfälliger Probleme
- Neuorganisation des Familiensystems
- Lösung von belastenden Faktoren im Familien- und dem erweiterten sozialen System
- Überprüfung von Fortschritten und Zwischenbilanzen
- Entwickeln eines Gefühls von Familienkohärenz

Interventionen aus allen anderen Behandlungsphasen können auch in anderen Therapiephasen genutzt werden.

7.8 Systemische Interventionen für die mittlere Therapiephase

In der mittleren Therapiephase geht es um die Wiederherstellung der Selbstwirksamkeit und der Handlungshoheit des Kindes/Jugendlichen und der Familie, um die Auflösung der Symptomatik und die Klärung und Bearbeitung von Themen, Konflikten und Belastungen, die zur Entstehung bzw. dem Fortbestehen der Symptomatik beigetragen haben.

In Absprache mit dem betroffenen Kind oder Jugendlichen und seiner Familie kommen weitere Interventionen zum Einsatz, die im folgenden Abschnitt aufgeführt werden. Bis zur jeweils nächsten Sitzung bietet es sich an zu verabreden, sich daheim weiterhin dem Zwang zu widersetzen und sich dabei zu filmen, entweder mit einer Mini-Videokamera oder mit dem eigenen Handy. Das Kind kann mit seinen Eltern beratschlagen, welches von den Zielen auf der Rangreihe der therapeutischen Schritte am besten geeignet ist. Maximal sollten zwei Zwangsverhaltensweisen ausgewählt werden. Die Eltern werden gebeten, weiterhin als Unterstützerteam zu fungieren.

7.8.1 So-tun-als-ob-Rollenspiel

Bei dieser Intervention wird der Jugendliche oder das Kind gebeten, so zu tun, als ob die Zwänge gerade aufträten und es eine seiner Zwangshandlungen ausführen »müsse«. Die Eltern reagieren so wie immer. Das Ganze kann auch gefilmt werden. Das Kind spielt, als ob es seine Zwänge hätte, und die Eltern tun so, als ob sie es trösten würden. Alternativ können die Eltern so tun, als ob sie Hilfe benötigen würden. Das Problemverhalten wird also absichtlich in einer spielerischen Situation herbeigeführt, wobei die Beziehungsfunktion der Symptomatik erhalten bleibt. Das Problemmuster der Familie wird dramatisch hervorgehoben und dabei gleichzeitig seine Bedeutung verändert. Das Kind muss nicht länger ein Symptom haben, um die Eltern zu schützen. Es reicht, wenn es vorgibt, ein Symptom zu haben, um die Aufmerksamkeit der Eltern auf sich zu ziehen. Das Lachen über die eigenen Verhaltensweisen und die spontane Distanzierung von den eigenen Rollenmustern sind Teil des therapeutischen Effekts (Retzlaff 2016b). Im Sinne von Bateson (1954) wandelt sich durch eine Veränderung des

Bezugsrahmens die Bedeutung des Verhaltens und es verliert seinen Symptomcharakter.

Zunächst muss ein klares Bild des Problemmusters entwickelt werden:

> *»Wer tut genau was? Was geschieht danach? Wer reagiert darauf wie?«*

Das Kind wird gebeten, den Zwang so zu zeigen, wie es sonst immer geschieht. Die Angehörigen sollen so reagieren, wie sie es sonst tun würden. Wiederhole die Szene, aber mit einer leichten Variation – etwa mit einer Musterübertreibung oder an einem fiktiven anderen Ort. Die Familie soll das So-tun-als-ob-Ritual bis zur nächsten Sitzung regelmäßig zu Hause durchführen.

Eine einfache Form des Als-ob-Rollenspiels kann auch mit Einzelklienten durchgeführt werden. Ein Kind mit einem Waschzwang kann man bitten, im WC so zu tun, als ob es sich die Hände waschen würde, und genau zu beobachten, was es dabei empfindet, an welcher Stelle es beim realen Händewaschen geneigt sein könnte weiterzumachen und wo und wann die beste Gelegenheit besteht, es zu stoppen. Eine Jugendliche, die zwanghaft vermeidet, Dinge mit der linken Hand zu tun, kann darum gebeten werden, so zu tun, als ob sie auf dem Handy eine SMS nur mit links schreiben würde.

Gegebenenfalls kann ein Rollenspiel in eine Zielsituation überführt werden: *»Zeig einmal, wie es gehen kann, wenn es gut läuft und du dein Verhalten bestimmst, nicht der Zwang.«*

7.8.2 Organisationsberatung mit Familien

Systemische Therapie kann als eine Form von Organisationsberatung verstanden werden, welche Familien als sich wandelnde, wertschätzende Organisationen begreift und hilft, das Zusammenleben positiv zu gestalten. Dazu zählt die Unterstützung einer offenen, klaren, kongruenten Kommunikation und der Bereitschaft zum Ansprechen von Konfliktthemen. Weitere Aspekte sind das Herstellen einer angemessenen emotionalen Nähe und einer Beziehung, die das Kind als Gegenüber achtet. Die Kultivierung einer positiven Alltagskultur und das Gewähren von emotionalem Rückhalt tragen ebenfalls zu einer

Stärkung der Familie als Organisation bei. Neben der Wahrung von altersangemessenen Grenzen geht es auch um das Aushandeln von entsprechenden Freiräumen. Mischen sich Eltern intensiv in die Angelegenheiten von Kindern ein, schwächt dies die Selbstständigkeit des Kindes.

Neben der direkten Arbeit an den Zwangssymptomen zählt zu den Aufgaben des Therapeuten die Förderung günstiger familiärer Rahmenbedingungen und eines Familienklimas, in dem bestimmte Familienaufgaben ohne ein Übermaß an Stress oder verdecktem Groll ausgehandelt werden können. Konkret geht es um die Übernahme von Aufgaben, das Verhandeln über Rechte und Pflichten, eine positive Streitkultur und einen konstruktiven Umgang mit Meinungsverschiedenheiten zwischen Eltern oder mit Streit zwischen Geschwistern. Die systemische Therapie unterstützt Familien bei dem Aushandlungsprozess von belastenden emotionalen Themen und Konflikten und bei der Entwicklung von konstruktiven Lösungen. Vorübergehende taktische Koalitionen mit dem Elternteil, das eine progressivere Position einnimmt, und ein direktes, gegebenenfalls auch konfrontatives Hinterfragen eines allzu gewährenden Elternteils sollen helfen, eine klare elterliche Präsenz zu stärken. Die Zwänge sollen nicht unterstützt, sondern Ausnahmen vom Problemmuster erkannt und Grenzen gesetzt werden, um nicht zuzulassen, dass der Zwang den Alltag bestimmt. Die Eltern sollen verstehen, dass ihr Kind ein hohes Sicherheitsbedürfnis und vielleicht ein überhöhtes Verantwortungsgefühl hat. Doch die Symptome verselbstständigen sich, wenn sie nicht gebannt werden, d. h., es geht um die Klarheit der Eltern.

Eine Mutter kam mit dem sechzehnjährigen Peter zum Therapiegespräch. Er hatte seit der Trennung der Eltern Zwangssymptome entwickelt, hörte nicht auf sie und wollte sich trotz ihrer Bemühungen nicht mit seinen Gefühlen anvertrauen. Außerdem ließ er sich weitgehend bedienen und half trotz diverser Ermahnungen in keiner Weise mit. Peter benötigte für das morgendliche Ankleiden regelmäßig deutlich über eine Stunde: Hatte er die blaue Jeans angezogen, überlegte er, ob die schwarze nicht passender sei, und zog sich um; überlegte dann erneut, ob er sich nicht ganz anders anziehen sollte, etc. Außerdem »konnte« er nicht auf Ritzen treten und lief des Öfteren zurück, um sich zu vergewissern, dass er dies auch nicht getan hatte. Seine Mutter versuchte ihm sein Verhalten auszureden, ohne Erfolg: Er hörte genauso wenig auf sie wie der Vater, und die Klagen über sein Verhalten hätten analog auch gut auf die Beziehung der Mutter zu ihrem Ex-Mann gepasst. Peter selbst störte sich eigentlich nur daran, dass seine Freunde in der Schule zunehmend spöttische Bemerkungen machten, wenn er zurücklaufen und kontrollieren »musste«.

In einem gemeinsamen Gespräch mit dem Vater erfuhr dieser von dem Ausmaß der Schwierigkeiten von Peter. Ihm wurde im Sinne der »Ich hatte mal einen Klienten«-Methode eine konfrontierende Geschichte erzählt von einem Jungen, der vor lauter Kontrollieren nicht mehr aus dem Haus kam. Zusammen mit seiner Ex-Frau vereinbarte er, was sie beide von Peter erwarteten: Mithelfen im Haushalt, Verlässlichkeit, Sichanziehen innerhalb von fünf Minuten, dass er dadurch auch zeitig in die Schule kommen, sich den Zwangshandlungen stellen und widersetzen würde. Verabredet wurden auch regelmäßige telefonische Kurzberichte, wie es daheim bzw. beim Vater lief. Die Mutter fühlte sich sehr durch die klare Ansage des Vaters unterstützt: »Ich will, dass du auf deine Mutter hörst! Versprechen, dass du mithilfst, und sich dann drücken, das geht gar nicht. Dann gibt es richtig Ärger!« Auch wenn all dies Peter zunächst nicht sonderlich zu passen schien, war es ihm innerhalb ganz kurzer Zeit möglich, sich innerhalb von fünf Minuten anzukleiden. Außerdem konnte er locker über die Gehwegplatten vor dem Gebäude gehen, ohne sich um die Ritzen zu scheren.

In diesem Fall waren die Zwangssymptome im Rahmen der fehlenden elterlichen Kooperation zu verstehen. Durch eine konstruktive Zusammenarbeit erhielt der Junge den Rahmen, den er für die Überwindung seiner Zwänge benötigte. Eine angemessene elterliche Rolle einzunehmen verlangt oft die Bereitschaft, sich als Elternteil auch einmal unbeliebt zu machen:

Naomi hatte ihren Zwang, Dinge in einer bestimmten Weise zu tun und Luft auszublasen, wenn sie unter Spannung stand, weitgehend überwunden, bestand aber zum Leidwesen der Mutter auf einem sehr zeitaufwändigen Zubettgeh-Ritual, das sich über zwei Stunden hinzog, mit wiederholtem Aufstehen und Nachschauen, ob die Eltern noch da seien, usw. Dem Mädchen und ihren Eltern wurden Beispiele genannt, wie andere Familien solche Kontrollzwänge überwunden hatten. Die Eltern kündigten an, sich vor dem eigentlichen Zubettgehen bewusst ein Viertelstündchen Zeit für sie zu nehmen, zu kuscheln oder zu lesen. Anschließend solle sie innerhalb von zehn Minuten im Bett sein und dort auch bleiben. Abwechselnd übernahmen es der Vater und die Mutter, dafür zu sorgen, dass Naomi auch tatsächlich im Bett blieb. Naomi passte dies zunächst nicht sonderlich, sie fühlte sich aber bald sehr viel stärker und selbstbewusster als vorher.

Manche Eltern kommen nicht ins Handeln, sondern verweilen in kontraproduktiver Weise bei einer Reflexion möglicher Ursachen:

Felix war sehr gewissenhaft und ein großer Tierfreund. In der Schule hatte er Pech gehabt. Vor eineinhalb Jahren hatte er eine sehr strenge neue Klassenlehrerin bekommen und sich sehr bemüht, keine Fehler zu machen. Seither kontrollierte er in zwanghafter Weise, ob seine Kaninchen auch gut versorgt seien. Obwohl er in eine andere Schule gewechselt hatte, machte er sich große Sorgen, seine Tiere könnten unter kleinsten Fehlern furchtbar leiden, und kontrollierte deswegen immer wieder, ob er auch ja alles richtig gemacht hatte. Statt ihm zu helfen, einen Punkt zu machen und sich zu sagen: »Okay, das reicht für heute, die haben Futter und Wasser. Der Käfig ist sauber und verschlossen. Bis morgen früh dann!«, grübelte die Mutter in einem fort, wie genau die damalige Lehrerin bei ihrem Kind einen bleibenden Schaden angerichtet haben könnte. Ihre anhaltende Sorge ließ nach, als sie beobachten konnte, wie Felix seine Zwänge hinter sich lassen konnte und im Alltag fröhlicher und glücklicher wirkte.

Statt sich übermäßig Sorgen zu machen, ist es günstiger, wenn Eltern auf eine gute Weise Nähe herzustellen wissen und dem Kind dadurch den Rücken stärken können. Manche Eltern tun dies spontan von selbst. – Ein anderes Fallbespiel:

Luise litt seit etlichen Jahren an ausgeprägten Kontrollzwängen, Grübelzwängen und reinlichkeitsbezogenen Zwängen: Sie prüfte ständig, ob in ihrem Zimmer und im Bad alles 150 % sauber war, stand eine Stunde früher auf, weil sie so lange duschen musste, um sicherzuge-

hen, dass unten herum wirklich alles ganz sauber war, und versuchte zum Beispiel im Bad beim Zähneputzen usw. »gute« Zahlen zu erreichen, beim Händewaschen die Seife genau vier Mal zwischen den Handflächen zu drehen, »weil Vier eine gute Zahl ist«. Abends lernte sie bis spät in die Nacht, aus Sorge, bei Arbeiten in der Schule nicht gut genug zu sein. Dies führte zu Konflikten mit der jüngeren Schwester, weil das Bad immer lange blockiert war, und mit den Eltern, weil Luise regelmäßig morgens zu spät fertig war und dann in die Schule gefahren werden wollte. Als mit Luise und ihren Eltern die Absprache getroffen wurde, sie solle ihr Morgenritual schrittweise verkürzen, weil die Eltern pünktlich zur Arbeit gehen und die Taxidienste ab sofort einstellen würden, zeigte sich, dass die im Nachbarhaus lebenden Großeltern nur allzu bereit waren, die Enkelin zur Schule zu chauffieren – ein Thema für weitere Klärungsgespräche. Die Eltern von Luise wurden darin unterstützt, mit den Großeltern verlässliche Absprachen zu treffen, dass Luise Verantwortung für ihren morgendlichen Schulweg übernahm, selbstständig aus dem Haus ging, den Bus benutzte und damit einfach weniger Zeit für ihre Zwänge hatte.

Die Bedeutung der Eltern zeigt sich auch in folgendem Fallbeispiel:

Die getrennt lebenden Eltern stellten ihren achtjährigen Sohn Berchtold vor, der leichte Kontrollzwänge entwickelt hatte und häufig Gegenstände zweimal berühren musste. In der Familie bestand eine ausgeprägte Grenzambiguität. Ungeachtet ihrer Trennung weilte der Vater tagelang in der Wohnung von Mutter und Sohn, was zu latenten Spannungen führte. Berchtold konnte den »Mach-2« rasch besiegen. Sein Vater half ihm als ausgewiesener Experte für Zwangssymptome, mit denen er sich seit über 20 Jahren selbst herumschlug bzw. mit denen er sich eingerichtet hatte. Das gelang, obwohl der Vater dies offensichtlich auf seine eigenen Zwänge kaum anzuwenden vermochte; er sorgte sich u. a. vor schädlichen Umwelteinflüssen, Kontamination durch schädliche Stoffe etc. Sehr rasch wurde deutlich, dass sich der Sohn erhebliche Sorgen um seinen Vater machte, der durch sein zwanghaftes Grübeln erheblich in seiner Handlungs- und Bewegungsfreiheit eingeschränkt war.

7.8.3 Normalisieren

Den Zwangssymptomen eines Kindes oder Jugendlichen, den damit einhergehenden Sorgen - auch der Eltern - liegen häufig alterstypische Konflikte und Verhaltensweisen zugrunde. Sie können normalisiert und als Ausdruck der anstehenden Entwicklungsaufgaben verstanden werden. Bestehende Probleme zu normalisieren bedeutet jedoch nicht, die Symptome auf die leichte Schulter zu nehmen oder die erforderlichen Anstrengungen der Therapie kleinzureden.

Die zwölfjährige Sabine litt unter der Zwangsbefürchtung, sie könne ihrer 15-jährigen Schwester etwas antun und diese zum Beispiel mit einer Schere verletzen, was ihr - auch wegen der religiösen Orientierung der Familie - große Gewissensbisse machte. Im ersten Gespräch fiel auf, dass es zwei Subsysteme gab: Sabine mit einem eher unscheinbaren Äußeren ähnelte der Mutter und sie unternahm auch viel mit ihr zusammen; ihre sehr hübsche ältere Schwester ähnelte dem Papa und wurde von diesem auf Veranstaltungen, unter anderem auf nächtliche Jagdausflüge, mitgenommen. Als Verschreibung schlug ich vor, sich ein Tagebuch zu besorgen und darin aufzuschreiben, welche fiesen Gedanken sie beschäftigten. Sie kehrte zum Folgetermin mit einem kleinen, abschließbaren Poesiealbum zurück und hatte tatsächlich einige Gemeinheiten notiert. Ihre Einträge machten sehr deutlich, dass sie sich zurückgesetzt fühlte, gerne mehr Beachtung von dem Vater erfahren wollte und sauer auf ihre Schwester war, weil diese ihn so vereinnahmte.

7.8.4 Stimmungslage wandeln

Die zentrale Intervention, die Stimmungslage zu wechseln, dient der Musterunterbrechung. Sie dient der Induktion von Hoffnung und ist ein Antidot gegen eine allzu kopfige Orientierung vieler Kinder mit Zwängen.

Margret wurde von ihrer Mutter wegen ausgeprägter Zwänge vorgestellt. Seit Jahren getrennt lebend, hatten die Eltern ein spannungsreich-distanziertes Verhältnis entwickelt. Der Vater hatte als Kind selbst an Zwängen gelitten, und auch die Mutter hatte eine belas-

tete Lebensgeschichte. Margret hatte Angst, außerhalb zu übernachten. Sie beschäftigte sich ausgiebig mit Kontrollgängen in der Wohnung, um zu prüfen, ob auch wirklich alle Fenster verschlossen waren, ob die Wäsche richtig sortiert und der Schulrucksack wirklich komplett gepackt war. Sie hatte Angst, aufzuhören zu atmen, wenn sie einschlief, und nicht mehr zu erwachen. Wenn ihr ein schlechter Gedanke kam, musste sie magische »Gegenworte« innerlich aufsagen und die Handlung, die sie gerade ausführte, rückgängig machen und wiederholen. Dies führte zu zum Teil gefährlichen Situationen, etwa wenn sie beim Treppe-Hinabgehen innehielt und, ohne sich umzudrehen, rückwärts ein paar Stufen hinaufstieg oder beim Fahrradfahren. Obendrein »durfte« sie nicht auf Türschwellen treten. Sie kannte auch den »Mach-2« und hatte oft den Impuls, Dinge zweimal hintereinander zu berühren. Außerdem hatte sie Angst vor Feuer und Naturkatastrophen. Als Kind hatte es in der Nachbarschaft einen Brand gegeben, was diese Befürchtungen allerdings nicht hinreichend zu erklären schien. Sie hatte aber auch etliche Ressourcen: Sie war sehr aufgeweckt, fröhlich, sportlich, war voller Ideen und hatte Eltern, die bereit waren, ihr den Rücken zu stärken.

Um bei der Fülle der Symptome einen raschen Einstieg in ein Lösungsszenario zu finden, bat ich Margret, in der Praxis mit verschlossenen Augen rückwärts das Zimmer zu verlassen, dann zusammen mit mir und der Mutter absichtlich über verschiedene Türschwellen zu hüpfen, auf diese zu treten und zu rufen: »Ihr ärgert mich nicht mehr, hört auf damit!«, was von Margret sehr gut angenommen wurde. Der Mutter wurde auch die »Geheimwaffe« gegen den Herrn Grübel gezeigt: Durchkitzeln! Margret sollte sich einen ihrer Grübelgedanken holen. Die Mutter sollte sie dann durchkitzeln, mit einer unmittelbaren heiteren Reaktion völlig jenseits des sorgenvollen Grübelns. In weiteren Sitzungen wurde dann ausgiebig mit paradoxen Interventionen gearbeitet, und Margret widersetzte sich mehr und mehr dem Herrn Zwang. Am meisten half ihr allerdings eine Reportage, die sie selbst schrieb über ihre Zwänge, was dazu beitrug, dass diese weitgehend verschwanden.

7.8.5 Pippi-Langstrumpf-Therapie

Manche Kinder malen sich regelrechte Schreckensszenarien aus, die sie mit ihren Zwangsritualen zu bannen versuchen. Eine simple selbststärkende Musterunterbrechung ist der Vorschlag: *»Denke einmal an diese üblen Gedanken, streck ihnen dann die Zunge heraus, ›bäh‹, so wie Pippi Langstrumpf, und hüpf dabei im Raum herum!«* Statt vor seinen Ängsten zu erstarren und sich defensiv zu verhalten, mobilisiert das Kind damit seine lustige, freche Seite.

7.8.6 Ritualisierte Verschreibungen

Ähnlich wie therapeutische Rituale nutzen ritualisierte Verschreibungen Symbole und symbolische Handlungen, knüpfen jedoch stärker an alltägliches Verhalten an als Rituale im engeren Sinne. Ihr Aufbau ist einfach und konkret, und sie lassen sich deshalb leicht durchführen.

Mit einem vierjährigen Mädchen, das Ängste beim Einschlafen hat, kann man ein Sicherheitsritual entwickeln: Die Handpuppen Wolf und Löwe werden zu Beschützern erklärt, die über sie wachen. Ganz wichtig: Auf dem kleinen Puppenherd soll sie für beide ihre Leibspeise, zum Beispiel Koteletts, zubereiten - repräsentiert durch eigens gesammelte Kastanien - und sie vor dem Abendessen füttern, damit sie stark und kräftig bleiben. Auch kann der Teddybär im Bett dem Kind gegen die Zwangsbefürchtung helfen, auf keinen Fall einschlafen zu dürfen, weil es nachts aufhören könnte zu atmen. Mit Unterstützung der Mutter kann das Mädchen ein Ressourcentier finden, welches das Mädchen an die Kraft der Mutter erinnert und es beruhigt. Der Vater kann dabei mit guten Tipps unterstützen, bis das machtvolle Ressourcentier gefunden ist, vielleicht weil er selbst Experte im Überwinden ähnlicher Zwangsbefürchtungen ist, die er als Kind gemeistert hat.

Ein anderes Ritual ist der »Sorgenstuhl«:

Zusammen mit der Familie werden die positiven, aber auch mögliche nachteilige Folgen von Veränderungen erfragt. Mit der paradoxen Übung »Sorgenstuhl« erhält z. B. das Mädchen in ritualisierter Weise Gelegenheit, über seine Sorgen und Krankheiten nachzudenken. Da sie es rasch langweilig findet, sich immer über dieselben Sorgen Gedanken zu machen, erhält sie von ihren Eltern Tipps, worüber sie heute grübeln könnte. Mit zunehmendem Nachlassen der Zwangsbefürchtungen wird ein Rückfall geplant und paradox vorweggenommen (O'Connor 1983).

7.8.7 Paradoxe Symptomverschreibung

Bei leichteren Zwängen kann als paradoxe Verschreibung vorgeschlagen werden, das zwanghafte Ritual mit einer genau festgelegten Zahl an Wiederholungen auszuführen. Nach Erickson a. Rossi (1982) kann dies zu einem raschen Rückgang von Zwangshandlungen führen. Voraussetzung für eine gelingende Therapie ist ein adäquates Fallverständnis jenseits eines reduktionistischen Vorgehens, wie dies gelegentlich propagiert wird (Nardone 2003).

Man kann einen Jugendlichen auch bitten, eine Liste seiner Zwangsgedanken anzufertigen (meist sind es nur einige wenige, die immer wiederkehren), sie mit einem MP3-Spieler aufzunehmen und während einer ganzen Therapiestunde anzuhören. Aus systemisch-therapeutischer Erfahrung wirkt diese bekannte Intervention nicht als Habituationstraining, sondern als eine Flucht-nach-vorne-Strategie, bei der sich der Jugendliche bewusst und aktiv den ansonsten vermiedenen Zwangsgedanken stellt. Rasch stellt sich eine Haltung ein: *»Mann, ist das langweilig, immer dasselbe - ich kann es nicht mehr hören!«*

7.8.8 Verschreiben und verschieben

Bei dieser Variante einer paradoxen Vorgehensweise wird ein Symptom absichtlich herbeigeführt, aber in einer etwas anderen Form, mit einem geringfügig veränderten Ablauf und verändertem Inhalt. Die Türen und Fenster werden in umgekehrter Reihenfolge wie gewöhnlich kontrolliert. Der Herdschalter wird mit der nicht-dominanten Hand bedient. Ein Kind, das nach dem Überschreiten einer Türschwelle mehrfach zurückgeht und ein zweites und drittes Mal über die Schwelle tritt, »damit ja nichts Schlimmes passiert«, kann gebeten werden, rückwärts über die Schwelle zu hüpfen. Man kann auch vorschlagen, vor der Ausführung der Zwangshandlung Zeit zu schinden, zu trödeln und bis 100 zu zählen oder erst drei Musiktitel zu hören, bevor man reagiert. Nach Watzlawick, Weakland a. Fisch (1974) ist der simple Vorschlag, ein Verhalten zu unterlassen, keine gute Intervention; sinnvoller ist es vorzuschlagen, etwas anderes zu tun.

Manchmal denken Kinder: »Hoffentlich werde ich heute Abend nicht wieder diese üblen Gedanken haben!« Doch es ist schwer, an nichts zu denken. Hilfreich ist der Vorschlag, zu grübeln, aber über etwas Schönes, das man sich in der nächsten Woche vornehmen könnte. Man kann zwanghaftes Grübeln umdeuten in die wunderbare Fähigkeit, sich Dinge auszumalen, vorauszuschauen und mögliche Entwicklungen vorwegzunehmen.

»Nur schade, wenn dies immer in eine negative Richtung geht. Wie wäre es, wenn du jeden Abend über etwas Schönes grübeln würdest, das morgen oder im Laufe der Woche passieren könnte ... Wie würde das ausschauen? Und wenn es eintrifft, was würdest du als Nächstes tun – und was danach?«

Das Kind kann gebeten werden achtzugeben, wann es den allerersten Drang verspürt, eine Zwangshandlung auszuführen, und diesen Impuls nutzen, eine passende sozialverträgliche und sinnvolle Handlung auszuführen. Damit wird das Gefühl der Selbstwirksamkeit und Selbstkompetenz gestärkt und eine Opferhaltung allmählich aufgegeben.

Silke neigte dazu, bei Spannung forciert auszupusten, als ob sie etwas fortblasen würde. Ihr wurde gezeigt, beim ersten körperlichen Anzeichen eines solchen Impulses bewusst und tief auszuatmen, wie bei einem Seufzer, und dies einmal laut, einmal leise auszuprobieren – was ihr sehr half.

Sehr häufig beschreiben Patienten mit Zwängen, dass es schier unerträglich sei, den Drang auszuhalten und ihm nicht nachzugeben. Lenkt sich das Kind von Zwangshandlungen oder -gedanken ab, verfestigen sich die Symptome noch mehr. Vermeidungsverhalten wirkt wie eine Vogel-Strauß-Politik. Ein simples Aushalten der Zwangsgedanken und -impulse führt sehr häufig zu einem engen Problemfokus auf die Zwangsgedanken und zu einer Überwertigkeit der Zwänge.

Wenn Zwangsgedanken ein Kind oder einen Jugendlichen längere Zeit geplagt haben, bilden sich eingespielte Bahnen im Sinne von neuropsychologisch fassbaren assoziativen Ketten. Ein Schlüsselreiz, hier z. B. der Buchstabe »t«, löst die Gedankenkette aus: »T wie Tod, sterben, vielleicht sterben meine Eltern, das wäre sehr schlimm, vielleicht werden sie krank, vielleicht gibt es einen Autounfall ...« Das Kind kann nun gebeten werden, an den Buchstaben »t« zu denken und dabei neue Assoziationen zu finden, zum Beispiel: »Tod wie Rot, Rot wie Rose, Rose wie Tulpe, Nelke, Veilchen, Orchideen, Garten ...«

Bei Jugendlichen und Erwachsenen, die eine Fremdsprache bereits einigermaßen beherrschen, kann verabredet werden, den ersten Zwangsgedanken in Englisch oder einer anderen Sprache auszudrücken und dann zu versuchen, in dieser Sprache weiterzugrübeln.

7.8.9 Paradoxe Umkehrung des bisherigen Lösungsversuchs – sich dem Zwang widersetzen

Diese zentrale Intervention sollte über mehrere Sitzungen fortlaufend durchgeführt werden. Im Sinne einer paradoxen Aufforderung soll die Spannung eingeladen werden zu kommen, statt vor ihr »zu flüchten« (in Zwangsgedanken oder -rituale). Um diese Intervention konsequent anzubieten, muss man verstanden haben, was das Gegenteil des bisherigen Lösungsversuchs ist. Dabei geht es um das beobachtbare Handeln des Kindes oder des Jugendlichen und mehr noch um die zugrundeliegende Funktion. Zuvor soll das Kind erkennen, wann sich der Herr Penibel oder Frau Kontrolletti melden, um dann nicht auf sie zu hören, sondern stattdessen einfach nur »Jaja« zu sagen und das Volumen dieser Stimmen herunterzuregeln: *»Tust du immer, was deine Eltern dir sagen? Nicht? Das ist gut – dann bist du geübt im Weghören, das kannst du prima nutzen...«*

»Herr Müller, Frau Müller, Silke hatte sich vorgenommen, Dinge nicht geradezurücken, wenn sie an das Thema ›Krankheit‹ oder ›Tod‹ erinnert wird, also zum Beispiel beim Einräumen des Geschirrs die Tassen und Gläser am Platz zu lassen, selbst wenn sie entsprechende Gedanken hat. Ermuntern Sie bitte Silke, sich dem Zwang zu widersetzen.«

»Silke, jetzt denk bitte absichtlich an etwas Schlimmes, und tu, was du dir vorgenommen hast – und lass die Tassen und Gläser stehen!«

Verena war eine sehr freundliche, etwas schüchterne Vierzehnjährige. Unter anderem hatte sie den Zwang entwickelt, nur bestimmte Treppenstufen zu benutzen, »damit nicht etwas Böses passiere«, was zu gewissen Verrenkungen führte. Wir unterhielten uns über diverse Themen und stellten fest, dass sie nicht immer auf ihre Eltern hörte und als Pubertierende durchaus geübt war, wegzuhören und auf Durchzug zu schalten. Sie wurde gebeten, genau diese Kompetenzen zu nutzen, wenn der Herr Kontrolletti ihr wieder einzuflüstern versuchte, die Treppe auf ihre skurrile Weise hinauf- oder hinunterzugehen. Zur Übung rief sie die Stimme des Kontrollettis auf und hüpfte dann mehrfach die Treppe im Institut herauf und herunter und rief dabei: »Ich mach, was ICH will, ich mach, was ICH will!«

7.8.10 Bewährungsproben

Diese Technik geht zurück auf Milton Erickson und wurde von Haley (1989) weiterentwickelt. Mit dem Jugendlichen wird eine Verabredung getroffen, die es lästiger und unangenehmer macht, das Symptom fortzusetzen, als es aufzugeben. Immer dann, wenn das Symptomverhalten aufgetreten ist, soll der Jugendliche etwas Sinnvolles, aber Lästiges tun: körperlich trainieren, eine ungeliebte Arbeit erledigen oder ein Opfer bringen, das anderen Menschen dient. Diese sogenannten *ordeals*[7] sind therapeutische Doppelbindungen, die eine Sieger-Sieger-Situation herstellen. Sie sind gut geeignet für motivierte Klienten mit Zwangshandlungen, Zwangsbefürchtungen und selbstschädigendem Verhalten, die einen starken Wunsch nach Veränderung haben.

Grübelt ein Jugendlicher exzessiv etwa über die Frage, ob er sich beim Gehen über einen Parkplatz an einer möglicherweise dort liegenden Spritze unmerklich mit AIDS infiziert haben könnte, kann man

7 Bewährungsproben haben neben ihrer paradoxen Natur auch einen spielerisch-herausfordernden Aspekt, sie vermitteln gleichzeitig unterschwellig die Botschaft „Nimm den Zwang nicht gar so ernst!“ und führen zu einer anderen, eher heiteren Affektlage, die ein wichtiger Teil der Wirksamkeit von *ordeals* sein dürfte und den Jugendlichen in eine proaktive Position bringt.

ihn bitten, diesen Gedanken aufzurufen und dann zwölf Kniebeugen zu machen. Sollte der Gedanke noch immer vorhanden sein, wird der Jugendliche gebeten, 24 Kniebeugen zu machen etc., was gleichzeitig zu einem *ordeal* als Hausaufgabe überleitet. Wenn ein Mädchen behauptet, keine Schwelle übertreten zu können, ohne nochmals zurückzugehen und diese ein zweites Mal zu überqueren, kann man mit ihr gemeinsam über die Türschwelle hüpfen oder die Treppe auf dem linken Fuß herauf- und herunterhüpfen oder einmal alleine um den Block laufen und dabei viele Gehwegplatten überqueren, ohne zurückzugehen, - ein Beweis, dass es machbar ist, den Zwang zu überwinden.

Seit Bernhard mit seiner Freundin zusammen war, grübelte er zwanghaft darüber nach, ob er vielleicht insgeheim schwul sei. Zeitweise sei die Angst so intensiv gewesen, dass er völlig gelähmt gewesen sei. Über das Internet hatte er sich intensiv mit dem Thema Homosexualität auseinandergesetzt, und vom Kopf her war ihm klar, dass Schwule sehr okay sein können und seine Sorgen unsinnig waren. Wir verabredeten eine Bewährungsprobe: Sollte er länger als zwei Minuten lang in eine Grübelschleife geraten, würde er zehn Liegestütze machen. Sollten sich die Zwangsgedanken am selben Tag erneut länger als zwei Minuten melden, würde er 20 Liegestütze machen, beim dritten Durchgang 30 Stück. Ich wies ihn darauf hin, dass er mit der Zeit entweder sehr fit werden oder sich innerlich frei fühlen würde. Tatsächlich wurde Bernhard etwas fitter, aber vor allem wesentlich gelassener im Hinblick auf seine Sexualität. Nach dem Abklingen seiner Grübeleien arbeiteten wir noch einige Zeit an seinem Männerbild (Retzlaff 2016b, S. 195). Seine Eltern waren geschieden. Er lebte bei der Mutter, hatte aber regelmäßig Kontakt zu seinem Vater, der seine rechtsradikale Gesinnung offen propagierte und sich massiv abwertend über Frauen äußerte. Bernhard fand einen Weg, sein Bild vom Vater und sein eigenes Rollenverständnis zu differenzieren.

7.8.11 Externalisierungen

Die Externalisierung von Symptomen, eine von White und Epston (1990) eingeführte systemische Standardtechnik, wurde bereits in

Abschnitt 6.18 vorgestellt. Über den Zwang wird wie über eine Person oder eine magische Fabelgestalt geredet, etwa »der Grübler« oder »Frau Penibel« oder »Herr Kontrolletti«. Externalisierungen eignen sich besonders für Familien mit chronifizierten Problemzuschreibungen und einer ausgeprägten Opferhaltung (Retzlaff 2016b).

Das Kind wird gefragt, ob es nach der jahrelangen Herrschaft der »Frau Wütig« oder des »Herrn Kontrolletti« bereit sei, sich ihm zu stellen und mit Unterstützung der Familie wieder Bestimmer über das eigene Leben zu werden. Auch die Eltern verlassen ihre aus jahrelangen Niederlagen resultierende, chronisch unterlegene Position. Sie werden auf eine Allianz eingeschworen und sollen eine wichtige unterstützende Funktion übernehmen, etwa indem sie ihr Kind bei dem Abenteuer mit dem »Herrn Wütig« oder der »Frau Kontrolletta« effektiv coachen.

7.8.12 Gestaltungstechniken

Kinder können einen Steckbrief von »Frau Kontrolletta« oder von »Frau Penibel« malen mit besonderen Merkmalen, an denen man rechtzeitig erkennt, wenn sie sich wieder anschleichen. Der Steckbrief wird dann an einer zentralen Stelle, zum Beispiel am Kühlschrank in der Küche, aufgehängt. Ebenso können Ressourcenbilder gemalt werden, zum Beispiel ein »Ressourcensaurier« oder ein Zukunftsbild über die Zeit nach Beendigung der Herrschaft des Zwanges.

»Vermutlich hat der Zwang viele Tricks und viele Erscheinungsformen. Erstell eine Art Steckbrief mit einer Beschreibung, wie er sich bemerkbar macht, in welchen Formen er auftritt und wie er sich manchmal leise anschleicht. Meist kommen dabei noch viele weitere Zwänge zutage.«

7.8.13 Teilearbeit mit Handpuppen und Minifiguren

Systemische Therapeuten gehen von der Prämisse aus, dass Menschen das Potenzial haben, ihre Probleme zu lösen. Ihre Ressourcen und inneren Anteile können durch Handpuppen verkörpert werden.

5) Teilearbeit mit Handpuppen

1. Arbeite zunächst die Wünsche und Ziele des Kindes heraus.
2. Biete eine Auswahl von Handpuppen oder Stofftieren an: *»Wähle eine Handpuppe aus, die den Zwang darstellt.«*
3. Plaudere eine Weile mit der ausgewählten Puppe über ihre Besonderheiten: *»Hallo biestige Biene, was ist besonders an dir?«*
4. Lass das Kind eine zweite Handpuppe wählen, die das Gegenteil der ersten Handpuppe darstellt: *»Biestige Biene summt immer herum und kann stechen. Der Bernhardiner ist mutig und ein guter Helfer.«*
5. Sprich mit dem Kind über die Qualitäten der Helferpuppe: *»Wusstest du, dass der Bernhardiner ein großer Helfer sein kann, um sich sicher und gelassen zu fühlen?«*
6. Frage das Kind: *»Was würde der Bernhardiner dir raten, um sicherer zu werden?«*
7. Nimm die Rolle eines Souffleurs ein. Flüstere der Handpuppe gute Ideen ins Ohr oder lass andere Handpuppen gute Anregungen vortragen.
8. Bitte das Kind, die beiden Puppen miteinander sprechen zu lassen und eine Auseinandersetzung der Teile zu führen: *»Biestige Biene, was magst du an dem Bernhardiner? Was könnt ihr aneinander nicht leiden?«*
9. Finde einen Weg, die Teile zu utilisieren, d. h. nutzbar zu machen, indem ihre jeweiligen positiven Aspekte für das Ganze herausgearbeitet und wertgeschätzt werden: *»Biestige Biene, du summst immerfort herum und kannst stechen. Bernhardiner, du bist freundlich, ruhig und gelassen und spielst gerne mit Kindern.«*
10. Frage das Kind, welche positiven Aspekte die Handpuppen aus seiner Sicht haben und was es für seinen Alltag mitnimmt.
11. Die beiden Handpuppen können alternativ eine Abmachung treffen, wie sie das Kind unterstützen wollen (Retzlaff 2016b, S. 289).

Mit Handpuppen können Problemsituationen auch szenisch inszeniert und zu einem guten Ende gebracht werden. Zunächst wird eine Problemszene mit Handpuppen gespielt. Anschließend wird eine Lösungsszene entwickelt, die einen etwas besseren Ausgang nimmt. Das Kind kann der Handpuppe, die ein ähnliches Problem hat wie das Kind, Tipps geben oder weitere Tiere als Ratgeber und Helfer dazuholen. Bei Bedarf bietet der Therapeut eigene Lösungsideen und Geschichten an (Retzlaff 2016b).

Nützlich ist eine Handpuppe eines kleinen Dinosauriers, des »Kann-nicht-o-Saurus«. Diese externalisierte Gestalt ist klein, frech und redet Kindern mit Zwängen alles Mögliche ein, zum Beispiel: Es könne etwas Schlimmes passieren, oder sie sollten sich x-mal an- und ausziehen oder drei Stunden lang unter die Dusche stellen, um wirklich sauber zu sein. In der Regel reagieren Kinder (und Erwachsene) mit Gegenwehr: »So ein Quatsch, ich höre gar nicht auf den!«

7.8.14 Arbeit an inneren Teilen: Wer spukt in deinem Kopf herum?

Diese Intervention verbindet Externalisierungstechniken, die Arbeit mit Submodalitäten und die »Fernbedienungstherapie« (Retzlaff 2016b).

6) Arbeit am inneren Dialog

1. Bitte das Kind: *»Stell dir vor, wie der Herr Penibel ausschaut. Ist er groß oder klein?«*
2. Frage nach unterschiedlichen Submodalitäten: *»Ist die Stimme laut oder leise? Ist sie hell oder tief? Hörst du sie von nah oder fern?«*
3. Lade das Kind ein, sich vorzustellen, eine magische Fernbedienung in der Hand zu haben, mit der es die Stimme leiser oder lauter regeln, die Tonhöhe verändern, eine Mickymaus-Stimme erzeugen oder auf Zeitlupengeschwindigkeit schalten kann. Frage wiederholt: *»Was verändert sich in deinem Erleben?«*
4. Bitte das Kind nun, sich vorzustellen, die Figur überlebensgroß aufzublähen (»wie das Michelin-Männchen«) und dann so klein werden zu lassen, dass sie auf dem Beistelltisch Platz hat. Frage wieder: *»Was verändert sich jetzt?«*
5. Arbeite so lange weiter, bis das Kind eine Veränderung gefunden hat, die eine deutliche Entlastung bringt. Beende die Übung mit Bemerkungen wie: *»Es ist so angenehm zu wissen, dass du diese Möglichkeit zur Verfügung hast und üben kannst, sie einzusetzen.«*

7.8.15 Ressourcenerfahrungen nutzen

Das Kind wird gebeten, sich einige starke Ressourcen imaginativ wachzurufen und sich an eine Lieblingsaktivität oder einen Lieblingsort zu erinnern. Das Kompetenzerleben soll dann zunächst in eine imaginierte, dann in eine reale Situation hineingenommen werden, in denen die Zwangssymptomatik in der Vergangenheit ausgeführt wurde (Bandler, Grinder u. Satir 1976).

Für viele Jugendliche sind Bewegung, Sport oder Tanzen starke Ressourcenerfahrungen. Norbert war ein ganzes Stück weiter in der Bewältigung seines Grübelzwangs gekommen, der ihn zweifeln ließ, ob er seine Freundin genug liebe. Dennoch kam er über einen bestimmten Punkt nicht hinaus. In einer Einzelsitzung erzählte er von einem bevorstehenden Handballspiel. Ich nahm das Thema auf und fragte danach, wie die Chancen seiner Mannschaft seien. Ob es dort auch gegnerische Fans gäbe, die versuchten, ihn und seine Mitspieler zu irritieren, indem sie in Chancensituationen versuchten, sie mit einem Chor negativer Stimmen aus dem Konzept zu bringen? Norbert bestätigte dies, betonte aber auch, dass er da gar nicht hinhören würde, das könne er total ausblenden. Ich bat ihn dann, sich vorzustellen, wie er im kommenden Spiel mit dem Ball auf das gegnerische Tor losstürme – eine günstige Gelegenheit –, da riefen die gegnerischen Fans: »Liebst du sie genug, liebst du sie genug?« – er erstarrt im Lauf (ich machte vor, wie er eingefroren wie in Trance dastehe) – zack, das war es mit der Chance! Norbert betonte lachend, das könne ihm überhaupt nicht passieren, er sei supergut im Weghören – was er auch in der folgenden Sitzung bestätigte: Das Spiel sei hervorragend gelaufen, und er schmunzelte über seine Fähigkeit, auf unfaire Zwischenrufe aus dem Off nicht achtzugeben – auch bei seinem Zwang.

7.8.16 Etwas anderes tun

Es ist nicht leicht, ein eingeschliffenes Verhaltensmuster zu unterlassen. Einfacher ist es, ein alternatives Verhalten mit positiver Funktion zu etablieren. Das Kind kann gebeten werden, genau nachzuspüren, wo es im Körper als Allererstes den Drang erlebt, und aus diesem sich anbahnenden Bewegungsimpuls eine andere, willkürlich herbeigeführte, in den sozialen Kontext passende Bewegung auszuführen. Zunächst wird dies im Therapiezimmer erprobt. Sodann soll es vom Kind regelmäßig daheim geübt werden, je fünfzehn Minuten täglich, um eine neuropsychologische Bahnung zu »überschreiben«.

Eine Variante ist »Instant-Klopf-(EM)DR« - das Kind soll seine Zwangsgedanken auslösen und dabei abwechselnd rhythmisch mit den Fingern der einen und der anderen Hand schnippen oder sich mit der einen Hand sanft den Bauch im Uhrzeigersinn streicheln und mit der anderen Hand gegen den Uhrzeigersinn über den Kopf streichen. Derartige Interventionen zur Musterunterbrechung sind für sich genommen keine hinreichende Therapie, sondern müssen innerhalb einer komplexeren therapeutischen Gesamtstrategie angewendet werden.

7.8.17 Achtsamkeitsbasierte Techniken

Kinder mit Zwängen sollen sehenden Auges die Spannung ertragen, nicht die Augen verschließen und sich nicht durch Rituale oder innere Zwangsrituale wie Zählen usw. ablenken. Dabei helfen Strategien der Aufmerksamkeitsfokussierung.

7) Bewusste Aufmerksamkeitslenkung

Zeige dem Kind oder dem Jugendlichen, wie es auf einen Außenfokus umschalten kann. Lass es beschreiben, was es gerade jetzt in der unmittelbaren Gegenwart sieht, hört, schmeckt, riecht, spürt, statt in einem inneren Film zu versacken (Bandler, Grinder a. Satir 1976).

Dazu gehört auch die Wahrnehmung des Bodenkontaktes: *»Stelle dich einmal hin und spüre deine Füße auf dem Boden ..., spüre mit den Zehen ..., stell dir vor, Wurzeln zu haben, die von den Füßen weit in den Boden reichen und dir helfen, dich gut verankert zu fühlen.«*

Eine besonders schöne, außerordentlich nützliche Technik besteht darin, die Aufmerksamkeit auf drei Punkte zugleich zu richten (Gilligan 1997): *»Du hast vielleicht schon mal gesehen, dass Handwerker statt eines Zollstocks ein Gerät mit einem Lichtstrahl verwenden, um Entfernungen zu messen. Stell dir vor, du richtest deine Aufmerksamkeit wie mit einem Lichtstrahl auf einen Punkt in deinem Körper, der ruhig ist - deine Schulter oder deine Füße ... Wähle dann einen Punkt hier im Raum, etwas rechts oder links von dir, zum Beispiel die Blüte der Pflanze dort drüben. Richte einen zweiten Aufmerksamkeitsstrahl auf diesen Punkt. Du hast jetzt also zwei Punkte zum Anpeilen ... Jetzt wähle einen Punkt, der bei dir ein Gefühl von Drang auslösen könnte - zum Beispiel die Steckerleiste, die dich einlädt, sie zu kontrollieren. Jetzt halte den Kontakt zu allen diesen drei Punkten.«*

In der Regel beschreibt das Kind, dass diese Orientierungspunkte ihm helfen, in Verbindung mit seiner inneren Stärke zu sein und über den Drang (oder den Zwang) zu kommen.

7.8.18 Körperwahrnehmung

Diese Übung kann innerhalb von 10 bis 20 Minuten durchgeführt werden. Sie ist ein guter Einstieg in die Arbeit mit Fantasiereisen und hypnotherapeutischen Übungen. Ich bitte darum, sie regelmäßig daheim umzusetzen, und nach sehr kurzer Zeit können Kinder und Eltern innerhalb von drei bis fünf Minuten bei sich ankommen.

8) Übung, um bei sich anzukommen

»Setz dich bitte so hin, dass deine Beine und Hände sich nicht berühren. Bei dieser Übung brauchst du nichts Besonderes zu tun, es reicht völlig, wenn du nur beobachtest, einfach nur so, ohne etwas ändern zu wollen. Fangen wir mit deinem linken Handgelenk an. Spüre einmal hinein, wie dein linkes Handgelenk daliegt. Wenn du kleine, ruckelnde Mini-Bewegungen machst, kannst du die Lage deines linken Handgelenks etwas besser spüren. Wenn du den Strahl deiner Aufmerksamkeit wie von innen in den Arm, das Handgelenk und in die Finger hineinschlüpfen lässt, wenn du wie in einen Handschuh hineinfährst, kannst du die Lage der linken Hand etwas genauer spüren. Fahre fort mit Mini-Bewegungen der einzelnen Finger. Du kannst den kleinen Finger der linken Hand einen Millimeter heben, sodass gerade ein Blatt darunterpasst. Wenn du in dieser Weise mit dem Ringfinger ..., dem mittleren Finger ..., dem Zeigefinger ..., dem Daumen der linken Hand spielst, kannst du ein besseres Gespür für deine Finger erhalten. Wenn du sie gleichzeitig hebst und wieder löst, spürst du die Handfläche deiner linken Hand. Komm nun über das Handgelenk zurück ... wieder mit den kleinen, ruckelnden, orientierenden Bewegungen. Komm zum Ellbogengelenk links ..., wenn du zur Schulter links kommst, mach ganz kleine Bewegungen. Oft ist dies eine Zone, in der sich viele Spannungen ansammeln. Jetzt wackle einmal gleichzeitig mit Mini-Bewegungen mit dem linken Schultergelenk, dem linken Ellbogengelenk und dem linken Handgelenk. Kannst du spüren, dass du einen deutlicheren Sinn für deinen linken Arm entwickelt hast? Nun fahre mit dem rechten Handgelenk fort ..., den Fingern der rechten Hand.

Spüre die Handfläche, indem du die Finger zusammen ein wenig hebst. Komm über das rechte Handgelenk zum rechten Ellbogen ... zur rechten Schulter, mit kleinen orientierenden Bewegungen. Auch hier kannst du einmal mit dem Handgelenk, dem Ellbogen und dem Schultergelenk die vertrauten kleinen Wackelbewegungen machen ... und damit deinen rechten Arm voller spüren. Fahre fort mit dem linken Fuß ..., stell dir vor, du würdest kleine Bewegungen machen, als ob du Kiesel greifen wolltest. Spüre, wie sich dein linker Fuß anfühlt, wenn er sich auf dem Boden niederlässt ..., komm zum Fußgelenk links, wieder mit den kleinen Bewegungen ..., zum linken Knie ..., zur linken Hüfte. Dies ist ein Gelenk, das im Körper etwas verborgen ist ... Du kannst es deutlicher spüren, wenn du, mit dem Gesäß links auf der Sitzfläche, die Hüfte und das Bein hin- und herbewegst ... Mach weiter mit dem rechten Fuß, so als ob du Kiesel oder Sand greifen wollest ... die Fußsohle rechts auf dem Boden ... wackle etwas mit dem Fußgelenk rechts hin und her ..., mit dem rechten Knie ..., beim Hüftgelenk rechts wieder etwas mit dem rechten Gesäß und dem Bein hin- und herrutschen ... Spüre nun einmal zu der Stelle hin, an der dein Kopf in den Nacken übergeht – auch so eine Art Gelenk ... bewege ganz sanft deinen Kopf hin und her und spüre, wie sich seine Lage gegenüber dem Körper verändert ... mache weiter mit dem Kiefergelenk, bewege wieder ganz sanft den Kiefer auf und ab. Und nun kannst du ... in freier Folge ... die verschiedenen Gelenkpunkte mit deiner Aufmerksamkeit berühren ..., kannst zum Beispiel das Knie rechts, das Handgelenk links, das rechte Fußgelenk, die Finger links ein wenig hin- und herruckeln ..., spüre, dass zwischen all diesen Punkten dein Körper ist, du selbst bist ..., und ohne irgendetwas zu ändern ..., nimm wahr: Wie ist deine Stimmung? Stelle fest: Wie aktiviert, wie aufgeregt oder ruhig bist du gerade? Wenn du dich einen Augenblick umschaust, nimm wahr, was sich verändert hat ... Wenn irgendwann dieses besondere Körpergefühl in den Hintergrund zu treten beginnt, kannst du dich mit den ruckenden Bewegungen erneut auf dein Körperselbst besinnen, das Gefühl wieder deutlicher werden lassen ... Und wenn du mich nun anschaust, probiere einmal, bei dir zu bleiben und dabei immer wieder dein inneres Fundament zu spüren.« (Retzlaff 2016b, S. 353)

7.8.19 Eine Beobachterposition einnehmen

Mit dem Kind wird eine Zentrierungsübung durchgeführt. Es wird dann gebeten, sich vorzustellen, wie am Himmel Wolken vorbeiziehen, an die Zettel mit seinen Sorgen geheftet sind - die vorbeiziehen.

7.8.20 Körperliche Aktivität

Ein vorbeugender Zugang ist die Verbesserung des Körpererlebens durch die Aufnahme von sportlichen Aktivitäten, wie z. B. Tanzen, Ergotherapie oder Yoga. Dadurch werden die Spannungstoleranz und indirekt auch die Konfliktfähigkeit erhöht. Körperliche Aktivität wirkt sich positiv auf die Stimmung aus und wirkt generell antidepressiv. Wohlbefinden und Spannungsgefühl können neben Sport auch durch regelmäßige Entspannungsübungen positiv beeinflusst werden.

7.8.21 Freier Atem

Zeige dem Kind anschaulich, wie es die Kehle eng und weit machen kann, um den Atem auch in Stressmomenten frei fließen zu lassen, anstatt ihn festzuhalten. Es soll ein oder zwei Mal bewusst ausatmen und die Kehle weit machen, statt die Luft anzuhalten und eng werden zu lassen. Ein guter Körperkontakt und ein freier Atem können auch durch Singen oder Summen gefördert werden.

7.8.22 Entspannungstechniken

Dem Kind wird eine einfache integrative Entspannungsübung beigebracht, die es regelmäßig üben soll. Ziel ist es nicht, sich beim Auftreten von Zwängen zu entspannen, sondern das phasische Spannungsniveau soll optimiert werden. Eine systematische Desensibilisierung bei Zwängen gilt nicht als eine hinreichend wirksame Vorgehensweise. Sinnvoller ist es, durch regelmäßige Entspannungsübungen dafür zu sorgen, dass das Kind insgesamt ausgeglichener ist.

7.8.23 Imaginative Techniken

Signer-Fischer (1993) empfiehlt ressourcenaktivierende imaginative Techniken für den Umgang mit Zwangssymptomen. Beim Auftauchen von Zwangsgedanken kann das Kind an einen sicheren Ort gehen, an dem es sich wohlfühlt, ein vertrautes, Sicherheit gebendes Ritual ausführen und schöne Erlebnisse wachrufen. Es wird angeleitet, sich einen magischen Schutzmantel umzulegen, der ihm hilft, sich geborgen zu fühlen. In einem entspannten Zustand stellt es sich dann vor, dass Schlüsselreize auftreten, die bisher die Zwänge ausgelöst haben, und dass es trotzdem cool bleibt. Es kann auch das Zwangsritual imaginieren, sich ein Stopp-Schild vor Augen führen und dann sich imaginativ etwas Schönes vorstellen, etwa gerade Fußball zu spielen. Oder es kann in entspanntem Zustand ein magisches Krafttier oder eine schützende Person rufen, wenn die leidigen Zwangsgedanken es wieder stören und es inniglich drücken (O'Connor 1983). Die eigentlichen Zwangsrituale oder -gedanken werden ersetzt durch ein positives, konstruktives, Sicherheit gebendes Ritual.

7.8.24 Sich mit der eigenen Power verbünden

Kinder mit Zwängen versuchen, sich durch kognitive Strategien Sicherheit zu verschaffen oder durch Handlungen Spannung zu reduzieren, statt diese zu tolerieren und als Motor für Aktion zu begreifen.

9) Verbindung mit der eigenen Kraft

1. Bitte das Kind: *»Stell dir bildlich eine Szene vor, in der dir etwas gut gelungen ist. Geh in die Szene für ein, zwei Minuten hinein und erlaube dir zu sehen, zu hören und zu fühlen, wie es dir geht, wenn du Erfolg hast!«*
2. Nach einer Unterbrechung und kurzen Reflexion dieser Ressourcenerfahrung wird dann die Problemszene wachgerufen: *»Jetzt stell dir vor, du gehst auf die Klassenarbeit zu ... Und stell dir nun vor, du bist beim Handball und spürst, wie deine Kraft kommt. Du kannst Bälle halten und dein Bestes geben. Du fängst nicht jeden Ball ab, beantwortest nicht jede Frage, doch im Großen und Ganzen hast du dieses tolle Gefühl von Power in dir.«*
3. Wähle mit dem Kind oder dem Jugendlichen eine Situation, in der sich der Zwang bemerkbar macht. Finde einen Namen für diese Situation.
4. Entwickle mit dem Klienten einen sicheren Ort oder eine angenehme Aktivität als Ressourcenerfahrung. Finde einen Namen, ein Symbol, ein inneres Lied oder ein Wort, um diese Erfahrung aufzurufen. Finde eine Berührung, welche diese Ressourcenerfahrung weckt.

5. *»Gehe jetzt mit allen Sinnen in den affektiven Teil der unangenehmen Erfahrung hinein.«*
6. *»Rufe jetzt gleichzeitig die Ressourcenerfahrung auf – Skifahren, Schlagzeugspielen, Tanzen, Joggen – und nimm wahr, was passiert.«* (Retzlaff 2016b, S. 365)

7.8.25 Symbole für Ressourcen

Das Kind kann gebeten werden, Objekte zu finden, die für seine Ressourcen und Stärken und die seiner Familie stehen. Sie können in den Tagesrucksack gepackt und mitgenommen werden – zum Beispiel ein Lieblingstier, das gedrückt wird und den Drang absorbieren kann, wenn dieser sich bemerkbar macht, oder ein schöner Stein von einem Strand, an dem man sich ganz wohl und ruhig gefühlt hat.

7.8.26 Powermusik

Viele Menschen verwenden eher unwissentlich, aber dennoch absichtsvoll Musik zur Veränderung ihrer Stimmungslage. Jugendliche können gebeten werden, sich eine Playlist mit ihrer absoluten Lieblings-Powermusik zusammenzustellen und diese auf ihrer Musikmaschine mitzunehmen. Am besten lässt man sich in der folgenden Sitzung eine Kostprobe vorspielen. Meist hat dies eine bewegungsinduzierende Wirkung auf den Jugendlichen und den Therapeuten. Es ist nicht einfach, bewusst in einer Zwangsschleife zu verweilen und gleichzeitig Gute-Laune-Power-Musik zu hören.

7.8.27 Probleme spielen, Lösungen spielen

Oft berichten Kinder und Eltern in einem Gespräch spontan von einer Problemsituation, in welcher sich der Herr Penibel wieder gemeldet hat. Hat man von der Minifigurenarbeit aus dem zweiten Gespräch ein Foto gemacht, kann man dieses in der Folgesitzung zeigen. Das Kind wird dann gebeten, dieselben Figuren erneut auszuwählen und zunächst eine Problemszene nachzuspielen, um dann ein Lösungsszenario zu entwickeln (Freeman, Epston u. Lobovits 2000).

Zunächst wählt das Kind die Figur für den Zwang und eine weitere für die eigene Person aus. Probleminszenierung: *»Kannst du mir* *zeigen, was die Spinne* (die für den Zwang steht) *tut? Was sind ihre Tricks? Wodurch wirkt sie scheinbar mächtig?«* Rege Veränderungen durch magische Helfer, Ressourcen, Übergangs- und Zukunftssymbole an: *»Welche magischen Gestalten kannst du rufen, die dir helfen?«* Coache gegebenenfalls das Kind bei der Entwicklung von Lösungsszenarien mithilfe der Figuren. Halte dies erneut als Foto fest.

7.8.28 Unterstützende Stimmen

Viele Kinder beschreiben, wie sehr es ihnen hilft, wenn sie innerlich die Stimme der Eltern oder des Therapeuten hören und sich sagen: »Das schaffst du schon, mach es nur einmal, das reicht!« Das Kind wird gebeten, die Stimme des Zwanges herunterzuregeln und die Mutmacherstimme(n) heraufzuregeln, bis es eine gute Balance gefunden hat. Das bedeutet, dass innerlich die kompetente Seite mehr Raum erhält und die zweifelnde weniger.

7.8.29 Sprechchor-Übung

Der innere Dialog kann mit Vygotsky (1962) als Ausdruck des gehörten äußeren Dialoges verstanden werden. Zwangsgedanken werden bei dieser Technik durch das Kind in überhöhter Form als Sprechgesang ausgedrückt. Bestimmte Teile, wie überhöhte Ansprüche an die eigene Person oder die Neigung zur Erwartung gravierender Auswirkungen kleiner Fehler, können mit dem Modell der inneren Familie verstanden werden (Schwartz 2007). Durch die Sprechchor-Übung werden diese

10) Sprechchöre

1. Frage nach einem Satz oder einem Wort, das die problematische Einstellung auf den Punkt bringt. *»Bitte murmele diesen Satz leise vor dich hin.«*
2. *»Wiederhole den Satz wie einen Song. Lass ihn lauter werden und drehe den Lautstärkeregler auf!«*
3. Unterstreiche dies mit rhythmischen Einlagen.
4. Nach einigen Wiederholungen kommt es meist zu Gegenimpulsen. Lass nun die Gegenstimme lauter werden.
5. Die Angehörigen können als Chor den negativen Part übernehmen, oder der Jugendliche wechselt eine Weile zwischen beiden hin und her.
6. Frage: *»Welcher Song gefällt dir besser? Auf wen willst du hören?«*

Teile als externalisierte Stimmen deutlich. Bei chronifizierten Problemen und einem von Hilflosigkeit geprägten Selbstbild entfaltet die Übung eine stark aktivierende Wirkung. Meist kommt es spontan zu einer Distanzierung von den einschränkenden inneren Sätzen.

7.8.30 Familienskulpturen

Mit einer Familien-Skulptur können das innere Bild der Familie und die Beziehung zum Zwang sichtbar gemacht werden. Durch Veränderungen der Skulptur können Grenzen markiert und Wunsch- und Lösungsbilder aufgestellt werden.

11) Skulpturen

1. Das aufstellende Kind soll zunächst ein Bild der Familie stellen, wie sie derzeit ist, und jeder Person eine bestimmte Position und Haltung geben, ohne dabei zu sprechen. Der Gesichtsausdruck der jeweiligen Person wird vorgemacht.
2. Wenn das Kind mit seiner Skulptur fertig zu sein scheint, wird es gebeten: *»Lauf noch einmal von außen herum und schau, ob alles so richtig ist oder ob du noch etwas verändern magst.«*
3. *»Jetzt bau dich zum Schluss selbst in diese Skulptur ein. Stell dich dorthin, wo du meinst, dass du derzeit in der Familie dazupasst. Kannst du mir einen passenden Titel für dieses Standbild sagen?«*
4. Übernimm als Therapeut jetzt eine aktive Rolle. Frage alle an der Skulptur beteiligten Personen, wie es ihnen geht und ob sie einen Änderungsimpuls haben. Würdige diese Rückmeldungen. Benenne eigene Eindrücke und Wahrnehmungen, ohne zu deuten oder zu interpretieren.
5. Bitte gegebenenfalls andere Familienmitglieder, zu zeigen, was sie gerne verändern möchten.
6. Frage die Familienmitglieder, was sie aus der Skulptur mitnehmen und welche Schritte sich daraus für ihre Therapieziele ergeben (Retzlaff 2016b, S. 315).
7. Bei der Suche nach einer guten Lösungsskulptur kann als ein Zwischenschritt eine Verschlimmerungs-Skulptur nützlich sein, bei der ein Problemmuster noch verstärkt wird.
8. Im nächsten Schritt wird die Familie gebeten, eine Lösungs-, Wunsch- oder Zielskulptur zu suchen und sie in Teilschritten so lange zu verändern, bis alle einigermaßen zufrieden sind.

Lösungsskulpturen können im Rahmen der Auftragsklärung auch zu Beginn der Therapie eingesetzt werden: »*Sie haben mir geschildert, was Sie herführt. Angenommen, wir könnten eine Zeitreise machen. Es wird Ostern, die Pfingstferien sind da, die Sommerferien, dann die Herbstferien. Und Sie stellen fest: Es ist alles ganz gut. Können Sie mir zeigen, wie Sie dann als Familie dastehen würden?*«

Man kann auch darum bitten zu zeigen, wie sich die Familie verändert hat, seit der Zwang bei ihnen eingezogen ist. Zuweilen gewinnt der Therapeut den Eindruck, dass eine Familie vermeidet, Konflikte in der Skulptur deutlich werden zu lassen. In solchen Fällen kann der Therapeut auch selbst eine Skulptur der Familie aufstellen, um Tabubereiche zu berühren und seine Einschätzung des Familiensystems zur Diskussion zu stellen.

7.8.31 Choreografien

Bei dieser Weiterentwicklung der Skulpturentechnik werden charakteristische Muster durch Bewegungen dargestellt. Gleichzeitig wird die Familie angeregt, alternative Lösungsmuster zu finden.

Choreografien lassen sich auch gut mit Einzelklienten durchführen. Einen Jugendlichen, der erheblichen Druck durch den fortgesetzten Scheidungskrieg seiner Eltern zu ertragen hat, kann man beispielsweise zwischen Vater und Mutter hin- und herrennen lassen. Durch die Übertreibung und Zuspitzung von Problemmustern gewinnen Choreografien eine paradoxe Note und wirken konfrontierend. Choreografien lassen sich gut mit Gesang, Sprechchören und Musik kombinieren.

7.8.32 Zeitlinienarbeit mit Störern

Bei seit Längerem bestehenden Zwangssymptomen fällt es schwer, sich vorzustellen, dass die Dinge sich jemals ändern könnten. Zeitlinien wecken Hoffnung und vermitteln implizit die Botschaft: »*Du kannst Vergangenes vergangen sein lassen; es gibt verschiedene Wege in die Zukunft. Du kannst Schritte tun, um den Zwang hinter dir zu lassen, und du hast das Potenzial, Widrigkeiten zu meistern.*« Die Technik ist gut geeignet für Jugendliche, spricht sie an als kompetente Person und hat eine stark motivationsfördernde Wirkung. Sie eignet sich auch für die Einzelarbeit.

Wenn der Jugendliche protestiert, er werde seinen Zwang gewiss loswerden, kann man in die Gegenwart zurückkehren, den Jugendlichen erneut auf der Zeitlinie in die Vision einer positiven Zukunft schreiten lassen und dann als Störer auftreten, als die Stimme des Zwanges, der davon abhält, weiter auf dem Weg in die Freiheit voranzukommen: »Komm, wasch dich ..., schau doch mal nach, kontrolliere ...; eh, die Keime, voll eklig ..., kannst mich doch nicht zurücklassen, wir sind doch gute alte Freunde ..., komm, schau noch mal nach, nur einmal ...!« Hole den Jugendlichen zum Abschluss der Zeitlinienarbeit an seinen Ausgangspunkt in der Gegenwart zurück: *»Kehre zurück in die Jetztzeit, in dem Wissen, dass du die Möglichkeit hast, Schritte in eine gute Richtung zu tun.«*

12) Zeitlinienarbeit

Führe die Idee einer Zeitlinie ein: Bitte den Jugendlichen, seine Zeitlinie zu beschreiben.

Fordere dazu auf, Schritte in die Zukunft zu machen: *»Was glaubst du, wo du in sechs Monaten stehen wirst? Wo stehst du in zwei Jahren? Wenn du achtzehn bist, wo stehst du dann? Ist der Zwang noch bei dir, oder hast du ihn hinter dir gelassen? Wie hast du das erreicht?«*

Lass den Jugendlichen in der Gegenwartsform beschreiben, was er im Jahr 20xx macht, denkt, fühlt. Stelle systemische Fragen: *»Was hat es dir ermöglicht, hierher zu gelangen? Wie ist es für dich, frei von deinem Zwang oder Problem zu sein?*

Gehe zurück zu dem Ausgangspunkt, also in die Gegenwart. Wenn du jetzt hier und heute bist, wo du bist, könntest du dich natürlich auch entscheiden, einen anderen Weg zu gehen. Jetzt gehe auf diesem anderen Weg zwei Jahre in die Zukunft. Der Zwang ist noch bei dir. Wie geht es dir damit?

Und jetzt mache noch einen Schritt, plus vier Jahre. Ist der Zwang gleich geblieben, größer geworden ..., hast du einen Freund, eine Freundin? Was sagen die zu dem Zwang?«

Besprich eine möglicherweise vorhandene Resignation und prüfe, wie diese überwunden werden kann (Retzlaff 2016b, S. 338).

7.8.33 Zukunftsprojektion

Jugendliche können gebeten werden, einen Brief aus der Zukunft an sich selbst zu schreiben. Dafür sollen sie sich etwas Zeit nehmen, um dann einen Brief aus dem Jahr 20xx an sich selbst zu verfassen, in dem sie berichten, wie es ihnen geht und welche Hürden sie gemeistert haben.

Eine ähnliche Metapher ist »Das Leben als Buch«: *»Wenn dein Leben ein Roman wäre, in dem du die Hauptperson bist und am Anfang mit dem Zwang ringst: Was wären mögliche Namen für diese Kapitel? Wenn du erkennst, dass du gleichzeitig der Autor bist – wie könnten die kommenden Kapitel ausschauen? Was glaubst du, wie es in den folgenden Kapiteln weitergehen wird?«*

Oder: *»Stell dir vor, dein Leben wäre ein Film, in dem du die Hauptrolle spielst. Du kannst dich an einige der letzten Szenen des Filmes zurückerinnern. Wie hast du es geschafft, Höhen und Tiefen zu überwinden und dich von dem Zwang zu befreien? Was wäre ein Titel für diesen Film deines Lebens? Und wenn du erkennst, dass du zugleich Hauptdarsteller und Regisseur dieses Filmes bist: Wie könnte das nächste Kapitel weitergehen? Und wie das übernächste? Und ohne dich festzulegen: Kannst du ein paar Ideen für künftige Szenen entwickeln? Das wäre eine Abschlussszene, die zeigt … Auch wenn der Film noch weitergeht: Wird es möglicherweise ein Happy End geben?«* (Retzlaff 2016b, S. 393).

7.8.34 Tagebuchtechniken

Die therapeutische Arbeit kann durch das Führen eines Logbuchs »Von der Herrschaft des Herrn Zwanges in das Land der Freiheit« intensiviert werden, in das die Abenteuer beim Überwinden und Zurückdrängen des Herrn Penibel oder der Frau Kontroletti notiert werden. Unter anderem kann aufgeschrieben werden, wann es besser oder schlechter ging, welche Ausnahmen es vom Problemverhalten gab, welche Fortschritte gemacht wurden etc. Tagebücher können auch im Sinne einer paradoxen Beobachtungsaufgabe geführt werden. Dabei bittet man, zunächst nichts zu ändern. Vielmehr soll sich der Jugendliche bei der Ausführung der Zwangshandlungen mittels einer Videokamera filmen oder ein »Zwangsbändiger-Tagebuch« führen, in dem zunächst nur genau notiert wird, wann Frau Kontroletti wieder zuschlägt.

Gegen Ende einer Therapie kann man das Kind oder den Jugendlichen bitten, ein Rezept zu schreiben oder in einer Reportage zu berichten, was geholfen hat, um gewappnet zu sein für den Fall eines späteren Rückschrittes. Eine solche Liste kann auch dazu dienen, die eigenen guten Erfahrungen anderen Kindern zur Verfügung zu stellen und ihnen zu helfen, rascher ihre Zwänge zu überwinden. Damit wird gleichzeitig das Kind aufgewertet und eine Identität als jemand, der es geschafft hat, festgeklopft.

Im Gruppenkontext können ehemalige Klienten eingeladen werden, um von ihren Erfahrungen zu berichten.

Hier ist eine Liste von Norbert, der am Ende seiner Therapie aufgeschrieben hat, was ihm geholfen hatte:

»Was mir guttut:

Dinge voneinander trennen (Sorge von konkreter Handlung trennen; darauf konzentrieren, etwas zu tun, Handlungen auszuführen und nicht in der Sorge zu verharren)

Vorstellung eines Schutzschildes oder einer Schutzglocke in Form eines dicken Schwimmringes, an dem die Sorgen abprallen, um den Druck besser auszuhalten und auf die anstehende Handlung zu fokussieren

Sorgen personifizieren/externalisieren, sie zu Figuren machen und die beeinflussen

Mehr darauf achten, was das Herz sagt, und weniger verkopft sein

Grübeleien erlauben und zulassen; der Angst einen gewissen Raum zugestehen, statt sie weghaben zu wollen; sich aber nicht beim Handeln von Angst leiten lassen und damit ihren Einfluss begrenzen; davon geht Angst schneller weg

Obenauf schwimmen, statt gegen die Wellen anzukämpfen

An Wespen denken, die sind wie Zwangsgedanken: Sie können sehr lästig sein, aber wenn man sie wegzuscheuchen versucht, stechen sie eher.

Sich bewusst machen: Du bist stark genug; der Angst sagen, dass man sie nicht mehr braucht!

Akzeptanz von Ängsten und das Bewusstsein, dass das Sichreinsteigern die Ängste verschlimmert

Imagination und Körperübung – Angst als ein Knoten, durch den man positive Energie hindurchfließen lassen kann, was ihn weicher werden lässt
Grübeleien so lange aufschreiben, bis sie einen nerven
Fokus auf positive Erfahrungen
Denken an schöne Vorstellungen und Zukunftsperspektiven
Fokus auf schöne Erlebnisse am Tag
Gute Freunde, Eltern als Rückhalt
Sport, Freunde, Schlagzeug spielen

7.8.35 Videoreportagen

Seit Jay Haley Anfang der 1970er-Jahre Jugendliche mit Kameras ausstattete, um Filme über ihr Leben in innerstädtischen Ghettos drehen zu lassen, hat sich technisch unglaublich viel getan: Fast jeder Teenager und sehr viele Grundschulkinder besitzen ein Handy mit Videoaufnahmefunktion und guter Speicherkapazität. Falls dies nicht der Fall sein sollte, kann man gegebenenfalls kleine, preiswerte Kameras verleihen. Im Rahmen der Therapie kann man die Jugendlichen dann bitten, sich beim Ausführen ihrer Zwänge zu filmen. Auf diese Weise erhält man eine Art »fliegendes Auge« und gewinnt einen sehr viel direkteren Eindruck in das Leben des Jugendlichen und die Symptome. Beim gemeinsamen Anschauen in der Folgestunde gibt es oft einen Aha-Effekt. Sich selbst zuzuschauen, wie man ein Zwangsverhalten x-mal hintereinander macht, führt zu einer Distanzierung: *»Mensch, was mache ich da eigentlich?«* Gleichzeitig hat die Intervention den Charakter einer paradoxen Verschreibung: *»Ändere (fast) nichts, beobachte bzw. filme dich dabei, wie du dein Symptomverhalten ausführst!«* Kinder und Jugendliche können gebeten werden, in der Sitzung ein Als-ob-Rollenspiel zu machen und sich dabei filmen zu lassen. Direkt anschließend wird die Aufzeichnung angeschaut, was meist zu Gelächter und Kopfschütteln führt und eine Distanzierung bewirkt.

In Folgegesprächen können die Videoaufzeichnungen der Zwangshandlungen auf einem Laptop angeschaut werden. Wichtig ist: Der Indexpatient filmt, nicht seine Eltern. Auch hier gibt es in der Regel eine spürbare Distanzierung zu den Zwangshandlungen: *»Das ist irgendwie abwegig, was ich da mache!«*

Fallbeispiel einer Videoreportage

Margret drehte einen Film über ihre Zwänge früher und heute, der anrührend zeigte, wie sehr sie gelitten hatte und wie sehr sie die Zwänge besiegt hatte. Damit andere Kinder mit Zwängen etwas daraus lernen können, gestaltete sie daraus eine Videoreportage (Abb. 4a–c). Margret berichtete in ihrer Reportage:

»Es hat angefangen, als ich noch viel jünger war. Es war so, als ob ich eine Maschine im Kopf hätte. Ich musste dann immer zurückgehen, damit nichts Schreckliches passiert, und ich habe ›Zauberworte‹ erfunden und aufgesagt, um zu verhindern, dass nicht irgendetwas Schlimmes sich ereignet. Ich habe das jetzt erst, nach neun Jahren, in den Griff bekommen. Ein paar Sachen, die mir wirklich geholfen haben, zähle ich mal auf:

Ich habe mich motiviert gefühlt zu beweisen, dass ich auch ohne Zwänge auskommen kann. Also, dass ich stark genug bin und mich traue, die Zwänge wegzulassen und nicht immer zurückzulaufen. Als ich mich getraut hatte, die Zwänge wegzulassen, da habe ich mich richtig frei gefühlt!

Irgendwann habe ich gemerkt, wenn ich die Zwänge weggelassen habe und nicht zurückgegangen bin, passiert nichts Schlimmes. Ich habe gemerkt: Wenn ich etwas Schlimmes gedacht habe und trotzdem nicht zurückgegangen bin, dann ist gar nichts passiert.

Ich habe verstanden, dass ich nicht so mächtig bin, einen Weltuntergang oder einen Tod zu verhindern, indem ich einfach nur zurückgehe und etwas noch mal mache.

Nachdenken hat mir auch sehr geholfen ..., ich habe mich einfach mal hingesetzt und darüber nachgedacht, was ich da eigentlich denke, etwa: Wenn ich nicht zurückgehe, könnte das Wasser im Waschbecken immer mehr werden, bis es platzt. Lauter so Dinge, die gar nicht möglich sind. Ich habe gedacht, alles ist möglich und ich kann alles steuern, wie in einem Fantasy-Film.

Geholfen hat mir auch die Unterstützung durch meine Eltern und von Herrn Dr. R.

Mein eigener Wille hat mir sehr geholfen, eben dass ich das einfach nicht mehr machen WILL. Ich habe es einfach mal weggelassen. Ich habe gedacht, ist doch egal: Wenn ich nicht zurückgehe, dann sterbe ich eben halt, dann soll es eben so sein. Und dann ist auch nichts passiert. Egal welche Art von Zwängen man so hat, man muss einfach an sich glauben, dass man es schafft.

Tipps - ja, also ich habe viele Tipps bekommen, von meiner Mutter und Herrn R. Man muss sie eben einfach ausprobieren und es machen, und ich habe mir gedacht, egal, mach es einfach mal, und das hat geholfen.

Einer der Punkte, die mir am meisten geholfen haben, war, mich zu filmen, sich das dann anzuschauen und zu sagen: ›Wie oft gehe ich denn da eigentlich zurück?‹ Bei innerlichen Zwängen wie dem Sagen von Zauberworten habe ich mich auch gefilmt und mir beim Anschauen gedacht: ›Was müssen sich eigentlich andere Menschen denken, eben wie das aussieht?‹ Man muss eben einfach den Mut haben, mal etwas anderes auszuprobieren, als immer in der Routine zu sein.«

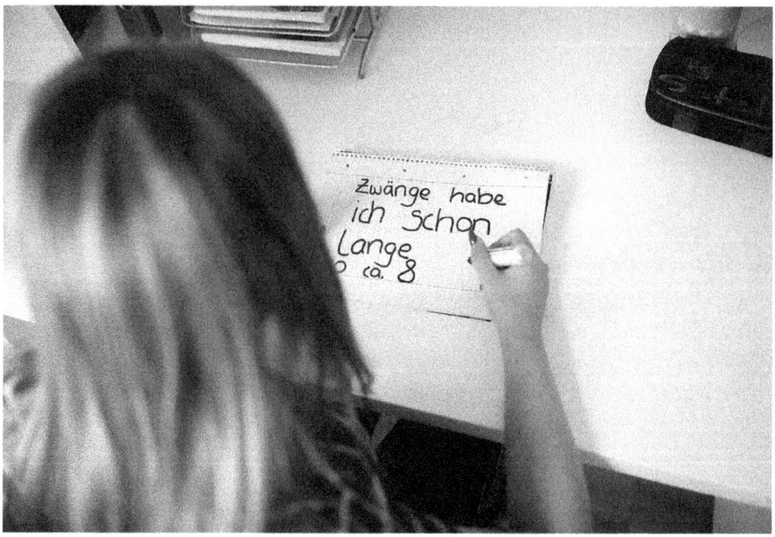

Abb. 4a: Einleitung

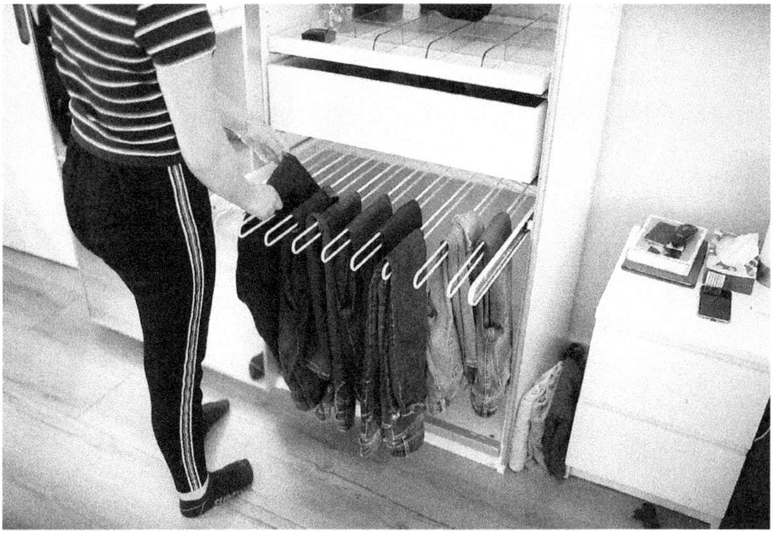

Abb. 4b: Wäsche x-mal ordnen

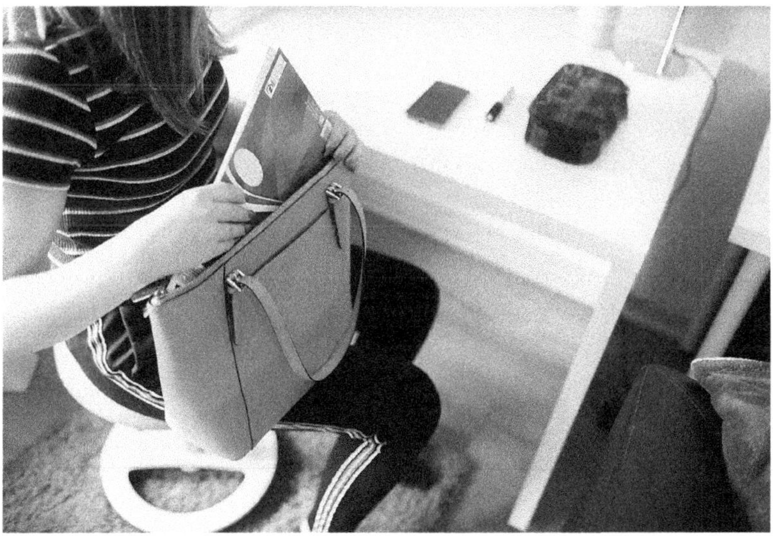

Abb. 4c: Schulsachen x-mal kontrollieren

Im weiteren Verlauf ihrer Reportage zeigte Margret dann drei Szenen, jeweils wie es früher war und wie es heute ist.

Kleidung aus dem Schrank nehmen

Früher: *Faltet eine Hose, legt sie in den Schrank, nimmt sie wieder und immer wieder heraus, macht mit den Händen eine beschwörende Geste und wiederholt diese Abfolge mehrere Male.*

Heute: *Faltet die Hose, legt sie in den Schrank, hält inne, geht fort. Dazu erläutert sie, falls sie doch mal einen schlechten Tag habe, würde sie sich daran erinnern, dass sie schon viel weiter gewesen sei, und würde nach einem kurzen Innehalten das Kleidungsstück liegen lassen.*

Schulsachen packen

Früher: *Kniet vor einer Kommode, nimmt ein paar Schulsachen aus einer Schublade, legt sie zurück, nimmt sie erneut heraus und wiederholt dies etliche Male, steckt sie dann in den Tagesrucksack, holt sie wieder heraus, wiederholt dies etliche Male, geht schließlich fort.*

Heute: *Öffnet die Schublade, nimmt die Schulsachen heraus, steckt sie in den Rucksack, hält ganz kurz inne – und geht fort.*

Mutter oder Vater sind einkaufen

Früher: *Margret rennt aufgeregt herum, macht stereotype Bewegungen mit den Armen:*

»Wo bleiben die denn, hoffentlich ist nichts passiert, nichts passiert ...«

Heute: *»Die haben bestimmt noch jemanden getroffen, die sind doch schon erwachsen und reden noch, die können doch gut auf sich aufpassen. Ich warte jetzt einfach mal ab.«*

7.8.36 Verstärkter Einbezug der Eltern

»Lieben deine Eltern dich genug, um dir auch die Liebe zu zeigen, die ›Nein‹ sagt, wenn du dem Zwang nachgeben willst? Sind sie aus Liebe zu dir bereit, den Stress auf sich zu nehmen, wenn du dann genervt reagierst?« Mit einem Reframing wird die Wirklichkeitssicht der Familie herausgefordert. Mit den Eltern und dem Kind wird verabredet, dass klare Limits gesetzt werden, wenn das Kind klein beigeben will. Hilfreich ist das Fokussieren von Stärken: »Hey, du hast reiten gelernt, das machst du schon seit Jahren, gehst jede Woche zweimal trainieren. Du weißt auch: Wenn du mal runtergefallen bist, steigst du gleich wieder auf und machst weiter. Du weißt genau, worauf es ankommt, den Kontrolletti zu überwinden!«

An einem Tag wurden hintereinander zwei Erstgespräche geführt.

Die Eltern der ersten Familie hatten mit resignierter, hilfloser Stimme geklagt, die Zwänge der Tochter seien so stark, sie könnten sie einfach nicht in die Schule bringen. Vermutlich würde sie sich auch weigern, zu einem Gespräch zu kommen. Sie sei sicherlich auch nicht zu einem stationären Aufenthalt zu bewegen ...

In der anderen Familie berichtete die Mutter mit frischer Stimme, nach der Scheidung und einem Schulwechsel habe ihr Sohn Zwänge entwickelt, war in der Schule unglücklich und überfordert. Er grübelte ständig darüber nach, Fehler machen zu können. Außerdem hatte er panische Angst, wieder »einzufrieren« und keinen Fuß vor den anderen setzen zu können, was ihm ein paar Mal auf dem Weg zur Schule, aber nicht nur dort passiert war. Die Mutter nahm sich ein paar Tage frei, marschierte mit ihrem Sohn durch die Stadt, unterhielt sich mit ihm über seine Sorgen und kam mit ihm zu dem Entschluss, ihn auf einer anderen Schule anzumelden, die seinen Kompetenzen besser entsprach. Die Zwangssymptomatik löste sich durch diese entschlossene, Halt gebende Intervention weitestgehend auf.

Ein anderes Beispiel für die Bedeutung einer klaren elterlichen Positionierung:

Die dreizehnjährige Gina galt als nettes Mädchen und gab im Erstgespräch an, dass es eigentlich gar keine Probleme gebe. Nur müssten sich halt ihre Eltern völlig auf sie einstellen, was den Zwang angehe. Gegenstände in der Küche und im Bad müssten genau so angeordnet sein, wie es ihr Zwang diktiere. Gemeinsam wurde besprochen, wie die Eltern ihr helfen konnten, sich diesem Diktat zu widersetzen. Geplant waren eine behutsame Vorgehensweise und eine Reihe weiterer vorbereitender Gespräche. Vor dem Folgegespräch rief die Mutter an und berichtete, ihre Tochter habe seit einem nächtlichen Polizeieinsatz keine Zwänge mehr, und das sei so gekommen: Ohne dass dies mit dem Therapeuten besprochen gewesen wäre, hatten die Eltern abends erklärt: »Jetzt ist aber Schluss mit dem Diktat des Zwanges!« und hatten sich nicht wie üblich an die engen Routinen gehalten, welche der Zwang Gina und ihnen vorschrieb. Ihre Tochter hatte daraufhin extrem laut geschrien und getobt und nicht aufgehört, bis sie erschöpft eingeschlafen sei. Die verstörten Nachbarn hatten zwischenzeitlich die Polizei alarmiert, weil sie eine Kindesmisshandlung vermuteten. Der Streifenwagen erschien mit einiger Verzögerung. Da es ruhig war, wollten die Polizeibeamten eigentlich nicht tätig werden. »Wenn Sie schon einmal da sind, wäre es doch gut, wenn Sie mit unserer Tochter reden könnten«, bat die Mutter und weckte Gina, die von den beiden Polizisten einiges zu hören bekam. Nach dieser klaren Positionierung gelang es ihr ohne Weiteres, sich von dem Zwang zu lösen.

Bei einem hohen Chronifizierungsgrad und einer resignativen Haltung aufseiten des Jugendlichen ist es wichtig, dass sich Eltern gegenseitig stärken, auch mal etwas gemeinsam unternehmen, ohne über die Zwänge zu reden, und sich im Kreis der Freunde und Angehörigen Rückhalt holen. Ein Unterstützerkreis, der gegebenenfalls telefonisch Mut macht und als Pate oder Sponsor wirkt, kann sehr nützlich sein.

Sehr hilfreich ist es, wenn ein oder zwei Freunde oder ggf. der Therapeut als telefonischer Support zur Verfügung stehen oder per Videotelefonschaltung ein mobiler Live-Coach ansprechbar ist.

7.8.37 Bei der Lösung von Alltagsschwierigkeiten helfen

Hat sich herausgestellt, dass der Indexpatient erheblichen Stressoren und Belastungen ausgesetzt ist, wie z. B. zu viel Arbeit, schulischer Druck, ein ungeeigneter Schultyp, überhöhte eigene Ansprüche etwa beim Abitur, Lernen ohne Pausen, Schlafmangel oder Bewegungsmangel, müssen Schritte eingeleitet werden, um diese aufzuheben. Weitere Ziele können die Intensivierung von Freundschaften und Kontakten und eine größere Selbstsicherheit sein.

7.8.38 Sicherheit in sozialen Situationen

Wenn sich die Zwänge zurückbilden, wirken viele Kinder und Jugendliche mit Zwängen recht unsicher und berichten häufig über Situationen, in denen sie am Rande stehen, sich von ihren Freunden dominieren lassen oder sich nicht zu sagen trauen, was sie wollen. Rollenspiele sind ein gutes Medium, um dies zu bearbeiten. Die Grundfigur besteht in einem Zweischritt: Darstellung einer Problemszene und einer etwas besseren Lösung im Rollenspiel. Arbeitet man im Familiensetting, können die Eltern den Part von anderen Freunden übernehmen, von denen einer zum Beispiel dem Indexpatienten immer Vorschriften macht, was gespielt werden soll.

Zunächst wird eine genaue Situationsbeschreibung eingeholt: *»Emilie, kannst du mir zeigen, was passiert, wenn das Problem auftritt? Ihr seid auf dem Pausenhof, du stehst dort mit zwei Freundinnen, Franziska und Heike.«* Dann werden die Rollen verteilt: *»Also, du bist du selbst. Die Mama spielt die Franziska und ich* (der Therapeut) *die Heike. Emilie, du willst mit deiner Freundin Heike spielen. Sie, Frau S., sagen als Franziska: ›Spiel nicht mit Emilie, sondern mit mir, sonst bin ich nicht mehr deine Freundin!‹ Zeige mir, was dann als Nächstes passiert!«*

Hilf dem Kind, eine Lösung zu finden. Schlage der Familie vor, eine neue Lösung zu finden. Mögliche Zwischenschritte sind ein Rollentausch oder paradoxe Musterübertreibungen. Bei Bedarf können Anregungen und Ideen angeboten werden.

7.8.39 Weitere Familieninterventionen

In der Systemischen Therapie werden Probleme von Kindern und Jugendlichen innerhalb ihres sozialen (Familien-)Kontextes betrachtet. Nach Fortschritten im Umgang mit dem präsentierten Problem treten häufig weitere Themen zutage. Systemische Therapeuten unterstützen die Familie dabei, sich als Organisation so zu entwickeln, dass sie ihr Potenzial optimal entfalten kann und das Gefühl von Familienkohärenz gestärkt wird. Eine grundlegende Strategie besteht darin, allfällige Konflikte in Aushandlungsprozesse zu überführen, die Bindungsbeziehungen zwischen Kindern und Eltern zu stärken, Autonomiebestrebungen von Kindern und Jugendlichen altersangemessen zu unterstützen und Familienprozesse zu fördern im Sinne einer offenen

Kommunikation, dem Ausdruck von Emotionen, der Bekräftigung von Kindern und Eltern in ihren jeweiligen Rollen und der Fähigkeit zur gemeinsamen Lösung von Problemen, wechselseitiger Wertschätzung und Verbundenheit. Familiengespräche sind eine Gelegenheit, kreativ neue Verhaltensweisen und Lösungsszenarien zu erkunden, die auch zu einer anderen Affektlage beitragen können.

Die Vorgehensweise ist generell allparteilich, jedoch nicht veränderungsneutral. Eltern haben ebenso wenig immer recht wie Jugendliche. Entsprechend der gemeinsamen Problemdefinition und des verabredeten Behandlungsplanes werden familiäre Muster, Glaubenssysteme und individuelle Einstellungen, die zum Erhalt des Problems beigetragen haben, hinterfragt. Dazu zählen Familienmerkmale wie eine Neigung zur Überanpassung an gesellschaftliche Normen, enge religiöse Vorstellungen, eine überzogene Leistungsbereitschaft und Übergenauigkeit, die Tabuisierung von Körperlichkeit und Sexualität oder die Neigung, sich wegen einer sozialen Ängstlichkeit zu isolieren.

Systemische Therapeuten verfügen über ein breites Spektrum an Kompetenzen und Interventionen, um Familien und Einzelpersonen bei der Lösung von allfälligen Themen und Konflikten zu unterstützen.

Beispiele sind:

- *Streitigkeiten zwischen Geschwistern*
- *Konflikte wegen Handy- und PC-Nutzung*
- *Zubettgeh-Zeiten*
- *Schwierigkeiten beim Wechseln zwischen getrennt lebenden Eltern*
- *Aufgaben im Haus*
- *Lernen für die Schule*
- *Veränderung durch einen Umzug oder Schulwechsel*
- *Überforderung in der Schule*
- *Sorgen um ein Elternteil mit psychischen Problemen wie einer Depression, mit gesteigertem Alkoholkonsum, Arbeitslosigkeit u. a. m.*

Wichtig ist es, über die Arbeit an den Zwangssymptomen hinaus fortlaufend an diesen weiteren Themen zu arbeiten und bei einer Klärung behilflich zu sein, um dem Indexpatienten ein Grundgefühl von Sicherheit und Geborgenheit zu ermöglichen. Kasten 13 beschreibt das Vorgehen bei Konfliktgesprächen.

13) Konflikte lösen

Moderiere ein Gespräch zum Aushandeln von Problemen und Konflikten.
Arbeite klar operationalisierte Ziele und Wünsche heraus.
Fordere die Eltern und den Jugendlichen auf, eine Lösung für das Problem auszuhandeln.
Ziehe dich zurück und beobachte den Prozess.
Coache die Verhandlungspartner, falls der Prozess ins Stocken gerät.
Beende die Verhandlung, wenn eine erste kleine Lösung erreicht ist.
Unterstütze neue kompetente Interaktionsmuster durch Online-Coaching im Rahmen von *enactments*.

7.9 Fortschritte konsolidieren, Herausforderungen begegnen

7.9.1 Umgang mit Fortschritten

Das Kind bzw. der Jugendliche arbeitet daran, sicherer zu werden und Alternativen zu seinem Zwangsverhalten zu finden. Wenn die Zwänge längere Zeit bestanden haben, ist darauf zu achten, dass nicht zu oberflächlich gearbeitet und lediglich der Inhalt des Zwanges ausgewechselt wird. Beobachtungsaufgaben, Skalierungsfragen, Ausnahmefragen, Verschlimmerungsfragen und das Feedback der Eltern sind hier hilfreich. Wechselt man in dieser Phase allzu rasch auf Gespräche überwiegend mit dem Indexpatienten, geht leicht der weitere Familienbezug der Symptomatik verloren.

Bei Fortschritten lohnt es, die symptombezogenen Strategien fortzusetzen. Von Sitzung zu Sitzung nehmen sich die Kinder und Jugendlichen weitere Aspekte des Zwangsverhaltens oder der Zwangsgedanken vor und machen Experimente, wie sie sich mithilfe der beschriebenen Techniken und mit Unterstützung der Eltern von ihnen befreien können. Begleitend wird an den Familienthemen gearbeitet, die in der gemeinsamen Zielliste aufgeführt oder die aktuell aufgetaucht sind. Parallel kommen mehr und mehr allgemeine alterstypische Probleme und Konflikte zur Sprache, etwa mit den Geschwistern, den Eltern oder in der Schule, und der Indexpatient und die Familie werden unterstützt, diese gemeinsam zu lösen.

Im gesamten Prozess der Therapie wird bei Fortschritten paradox gebremst, nach dem Motto: »Ändere dich, aber nicht zu rasch.« Rückschritte werden paradox vorweggenommen und zu einer Übungschance umgedeutet: *»Mir ist es lieber, wenn du innerhalb der Therapie einen solchen Rückschlag hast, um zu verstehen: Das ist normal, damit kann man umgehen und sogar stärker werden.«*

Bei ausgeprägten Fortschritten ist es sinnvoll, paradox zu bremsen und vor allzu schnellen Veränderungen zu warnen:

> *»Bitte nimm dir Zeit - meistens verlaufen Veränderungen nicht gradlinig - mach weiter so, aber du musst die Fortschritte auch gut integrieren können.«*

Bei anhaltenden Fortschritten werden Rückschritte verschrieben:

> *»Ein Rückschritt ist kein Beinbruch - mir ist es lieber, dass du ihn im Rahmen der Therapie erlebst und daraus lernst, was du selber tun kannst, um den Zwang dauerhaft zu besiegen.«*

Meist gibt es noch einen kleinen Rest an Zwangshaftigkeit, der von einem der Elternteile benannt oder eher beiläufig von dem Kind erwähnt wird. Günstig ist es, daran zu erinnern, dass es nicht nur um die Zwangssymptome an sich geht, sondern um das Prozessmuster des Grübelns und des Ausführens der Rituale zur Schaffung von Sicherheit. Deshalb sollte angeregt werden:

> *»Ich möchte dich anregen, dich genau zu beobachten: Meist tauchen hier und da ein paar kleinere Zwänge auf. Spüre sie auf wie ein Detektiv, der auf der Lauer ist. Notiere sie und erläutere uns nächstes Mal, wie du mit ihnen umgegangen bist. Wenn du damit rechnest, dass sie auftreten, wirst du sie rascher erkennen.«*

7.9.2 Umgang mit mäßigen Fortschritten

Bei mäßigen Fortschritten bietet es sich an zu klären, ob es gerade an Zeit mangelt oder ob das Kind und seine Angehörigen Vorbehalte gegen die verabredete Vorgehensweise haben. Gegebenenfalls wird man die Therapieabsprachen neu aushandeln oder präzisieren.

7.9.3 Optionale Elterngespräche

Elterngespräche sind indiziert, wenn das Kind seinen Widerstand gegen die Zwänge weitgehend aufgegeben hat und sich darauf verlässt, dass die Eltern und Geschwister sich dem Zwang unterordnen, und wenn es sie möglicherweise lautstark einschüchtert, falls sie sich weigern, die Zwänge mitzutragen.

Nach dem Joining werden die Eltern gebeten, ausführlicher ihre Sicht der Situation zu schildern und Auswirkungen auf das Leben als Paar und als Familie darzulegen. Das Ziel besteht darin, eine Allianz zur Überwindung des Zwanges zu erneuern. Ist ein Elternteil zu rigide fordernd, wird dies freundlich, aber bestimmt hinterfragt. Ist ein Elternteil zu gewährend, werden die Auswirkungen ebenfalls besprochen. Zunächst jedoch muss erfragt werden, wie es dazu kam, dass diese Position eingenommen wurde.

Statt das Kind überzeugen zu wollen, setzt diese Vorgehensweise bei den Eltern an. Man erinnert daran, dass sie sich entscheiden müssen, ihr eigenes Verhalten zu ändern, wenn sie ihrem Kind helfen wollen. Die Eltern müssen einen klaren Standpunkt einnehmen und ihrem Freundeskreis schriftlich ankündigen, dass sie sich von nun an nicht mehr der Herrschaft des Zwanges unterordnen werden. Die Eltern müssen beginnen, ihre eigene Rolle anders zu definieren: *»Zu meinem Job als Vater/Mutter gehört es dazu, ›Nein‹ zu sagen und unpopuläre Positionen zu vertreten.«*

Meist fürchten Eltern heftige Reaktionen und müssen sich deshalb gut vorbereiten. Omer und Lebowitz (2012) empfehlen eine Mitteilung an das Kind, ein vorbereitendes Gespräch mit Nachbarn (»bei uns könnte es laut werden«), eventuell auch einen vorbereitenden, erklärenden Brief für den Fall, dass die Polizei wegen des lautstarken Protestes vorbeischaut. Nach einer formalen Ankündigung konfrontieren sie dann das Kind mit Dingen, die normalerweise seine Zwänge provozieren, mit einer allmählichen Steigerung des Schwierigkeitsgrades und Wiederholungen dieses Vorgehens. Die Eltern müssen bereit sein, das Leid des Kindes und seinen Zorn auszuhalten und zu ertragen. Das Leid wird nicht schöngeredet oder ignoriert, sondern anerkannt. Das Kind muss ebenso wie seine Eltern Arbeit leisten. Die Eltern bestehen auf altersangemessenem Verhalten und unterstützen es dabei.

Die zum Teil heftigen Reaktionen des Kindes können sehr rasch das elterliche Bündnis erheblich strapazieren. Häufig nimmt ein Elternteil dann doch wieder eine gewährende Position ein und unterläuft die Bemühungen, was vom Therapeuten hinterfragt werden sollte. Zur Pflege der Kooperation der Eltern sind gemeinsame Teamzeiten, Rückhalt durch den Therapeuten und eine Würdigung des Einsatzes wesentlich.

7.9.4 Hartnäckige Zwänge - wenn nichts zu wirken scheint

Wenn durchgängig die Zwänge bestehen und keinerlei Fortschritte zu verzeichnen sind, ist eine intensive Klärung angezeigt:

- *Wurden das Kind oder die Familie bei der gemeinsamen Problemdefinition nicht richtig »abgeholt«?*
- *Besteht eine passive Erwartungshaltung, ohne die Erkenntnis, selbst aktiv werden zu müssen?*
- *Verharren die Eltern in einer anklagenden Position oder einer Schonhaltung?*
- *Haben das Kind oder die Eltern resigniert? Dann sollte die Resignation zuerst thematisiert werden.*
- *Ist das Kind oder der Jugendliche durch heftige Scheidungskonflikte oder Ähnliches anhaltend belastet?*
- *Ist das Kind oder der Jugendliche in der Schule überfordert, etwa durch einen zu hohen Perfektionismus oder einen unpassenden Schultyp?*
- *Haben sich die Zwänge allzu lange breitmachen können?*
- *Die Personenzahl kann reduziert werden, um gezielt eine Auftragsklärung zu machen und mögliche Tabuthemen anzusprechen.*
- *Stimmt das Personensetting oder fehlen wichtige Personen? Dann wäre die Zahl der anwesenden Personen zu erhöhen.*
- *Stimmt das zeitliche Setting oder müsste die Therapie intensiver gestaltet werden?*
- *Stimmt das räumliche Setting oder sollte gegebenenfalls aufsuchend gearbeitet werden?*

Das Kind oder der Jugendliche und die Familie können mit dem Ausbleiben von Fortschritten nach möglichen Gründen suchen.

- *Gibt es weitere Störungen und Schwierigkeiten, welche die Therapie beeinträchtigen, etwa Aufmerksamkeitsprobleme oder kognitive Beeinträchtigungen?*
- *Ist der Therapeut selbst zu einem Teil des Problems geworden? Dies kann geschehen, wenn man rigide auf Lösungsvorschlägen oder einer Vorgehensweise beharrt, obwohl diese sich nicht bewährt hat. Es passiert auch dann, wenn man sich zu oberflächlich mit Scheinerfolgen zufriedengibt oder Kind und Eltern schont, indem man zu gewährend auftritt und sie nicht ausdauernd genug dabei unterstützt, dass das Kind sich auch schwierigen Themen wieder und wieder stellt.*

Bei hartnäckigen Zwangshandlungen und -ritualen kann es erforderlich sein, dass die Eltern neben dem Kind stehen und es daran erinnern, dem Zwang nicht nachzugeben. Gegebenenfalls ist es sinnvoll, den Ortskontext zu wechseln und aufsuchend zu arbeiten, um das Kind daheim bei einem Hausbesuch dabei zu unterstützen, sich den Zwängen zu widersetzen. Das Kind muss auch überzogene, strenge Erwartungen an sich selbst, Kontrollansprüche oder ein Gefühl von Überverantwortlichkeit ablegen.

Matthias hatte eine Schwester, die an einer Behinderung litt. Er ging sehr liebevoll mit ihr um und war sehr hilfsbereit. Seine nächtlichen Kontrollgänge, ob wirklich alles sicher abgeschlossen sei, hatte er weitgehend eingestellt. Er fragte aber beharrlich die Eltern, ob wirklich alles in Ordnung sei. Der Vater begann auf Anregung des Therapeuten hin zu sagen: »Matthias, wir kümmern uns um deine Schwester – du bist nicht verantwortlich für sie und auch nicht für ihre Sicherheit, das ist unser Job.« Diese klare Positionierung half dem Jungen, von seiner überverantwortlichen, parentifizierten Position Abstand zu nehmen.

Bei hartnäckigen Grübelzwängen kann man dem Kind verschreiben, andere, positiv gefärbte »Grübelschleifen« zu üben. Dazu soll es täglich möglichst jede Stunde fünf Minuten lang üben, bei Auftreten des allerersten Zwangsgedankens absichtlich einen anderen »Gedankenweg« zu beschreiten. Gemeinsam mit dem betroffenen Kind oder Jugendlichen ist bei ausbleibenden Fortschritten zu prüfen, ob in

Absprache mit einem kinder- und jugendpsychiatrischen Kollegen eine ergänzende medikamentöse Therapie hilfreich sein könnte. Bei sehr ausgeprägten Zwängen ist die Option einer stationären Behandlung zu prüfen. Die Indikation für eine teilstationäre oder stationäre Behandlung hängt ab vom Ansprechen der Symptomatik auf eine ambulante Behandlung, dem Vorliegen komorbider Störungen, dem Ausmaß der Beeinträchtigungen der Betroffenen in ihrer schulischen und sozialen Alltagsbewältigung und den Bewältigungsmöglichkeiten ihrer Familie. In der Regel wird nach einer stationären Behandlung eine begonnene ambulante Therapie fortgesetzt.

7.9.5 Herausfordernde Situationen

Es folgt eine Auflistung einiger typischer Situationen im therapeutischen Prozess, die möglicherweise zu meistern sind:

- **Unterschiedliche Einschätzungen von Eltern und Kind:** Die Diskussion um das Diagnostic and Statistic Manual V (DSM-V) der American Psychiatric Association und die im Vergleich zum ICD-10 unterschiedliche Definition von Zwangsstörungen erinnern daran, dass Diagnosen immer auch eine soziale Konstruktion sind. Dies wird auch deutlich, wenn ein Kind nach ersten Fortschritten berichtet, dass es ihm gut gehe und die Symptome es nicht mehr plagen würden, die Eltern hingegen daran erinnern: *»Aber gestern habe ich beobachtet, wie du noch mal alles super abgeputzt hast ... Außerdem hast du angefangen, uns mehr einzuspannen und zu fragen, ob wirklich alles ausgeschaltet sei ...!«* Zu Beginn der Therapie ist es wichtig, eine Zielverabredung zu treffen, die das Kind und die Eltern mittragen: *»Genauigkeit ist in Ordnung, lange duschen auch, aber alles x-mal überprüfen oder y Minuten in der Dusche sind nicht okay ...«* Mit dem Indexpatienten und den Angehörigen wird eine eigene therapeutische Realität erarbeitet (Minuchin 1983). Ihre Meinung und Expertise sind wichtig, aber auch die Erfahrungen des Therapeuten. Zwangssymptome werden von den Betroffenen eher bagatellisiert als dramatisiert.
- **Ein Kind hat seine Kontrollzwänge scheinbar verloren, dafür aber die Eltern eingespannt und besteht beharrlich auf**

Rückversicherungen, z. B.: *»Kann da wirklich nichts passieren? Hast du geprüft, ob die Haustür wirklich zugeschlossen ist? Bist du ganz sicher?«* Gratuliere dem Kind für seinen offenkundigen Fortschritt. Würdige die Hilfsbereitschaft der Eltern oder eines Elternteils und die Fähigkeit des Kindes, diese Seite des Vaters oder der Mutter anzusprechen. Hinterfrage das Muster und weise darauf hin, dass das Kind auch die elterliche Liebe, die »Nein« sagt, benötigt, um nicht abhängig zu bleiben und sich wirklich vom Zwang zu befreien. Verabrede einen Kontrakt, dass die Eltern beim Versuch des Kindes, sie zu Kontrolleuren zu machen, die Verantwortung zurück an das Kind geben.

- **Neue Zwangsgedanken und -befürchtungen werden vom Kind oder dem Jugendlichen präsentiert.** Dies ist sehr häufig der Fall; meist wird zunächst berichtet, die Zwänge hätten nachgelassen. Die Eltern berichten dann aber von neu aufgetretenen Symptomen, oder der Jugendliche räumt deren Auftreten auf gezieltes Nachfragen des Therapeuten ein. Manchmal werden alte Zwänge, die früher schon mal aufgetreten waren, »recycelt« bzw. reaktivert. Freud (1920) leitete seine Neurosentheorie insbesondere aus der Behandlung von Patienten mit Zwängen ab und auch das Konzept der Symptomverschiebung dürfte in diesem Kontext entstanden sein. Das Auftreten von neuen Zwängen kann bereits zu Beginn der Therapie vorweggenommen werden. Manchmal werden aber auch alte Zwänge, die eine Weile »geruht« haben, gewissermaßen wiederverwertet. Eine gute Strategie besteht dann in der Verschreibung einer paradoxen Beobachtungsaufgabe: *»Nimm wahr, wie der Herr Kontrolletti neue innere Rituale erfindet. Prüfe, ob du ihnen folgen oder dich ihnen widersetzen willst ...«* Erläutere, dass es nicht darum geht, den Zwang Nr. 1., 2 oder 3 etc. zu besiegen – der gemeinsame Nenner, um den es geht, ist das Aushalten von Spannung. *»Auch wenn die Hausaufgaben mal nicht perfekt gemacht sind – lass uns schauen, wie du mit diesem Spannungsgefühl gut klarkommen kannst ...«*
- **Das Kind bzw. der Jugendliche übt nicht oder nur halbherzig.** Prüfe, ob das Kind oder der Jugendliche Vorbehalte gegen die vereinbarte Vorgehensweise hat. Prüfe auch, ob es Einwände seitens

der Eltern gibt. Wechsle gegebenenfalls zu einer stärker elternorientierten Strategie, bei der diese auf der Ausführung von Aufgaben bestehen. Es bietet sich gegebenenfalls auch an, eine Reihe von Elterngesprächen zu führen, um die Hintergründe einer möglichen Schonhaltung, eines inkonsistenten Vorgehens oder einer Triangulation zu erforschen, und nutze diese Gespräche, um die Elternkoalition zu stärken und beide für ein kooperatives Handeln zu gewinnen.

- **Kinder aus Scheidungsfamilien:** Die Unterstützung der Eltern ist bei ausgeprägten Zwängen für hinreichende Fortschritte entscheidend. Viele getrennt lebende Eltern kooperieren gut miteinander und lassen sich leicht für die Idee eines elterlichen Unterstützungsteams gewinnen. Empfehlenswert sind parallele Sitzungen mit Indexpatient und je einem Elternteil, Einzelgespräche mit dem Kind oder Jugendlichen und gelegentlich gemeinsame Gespräche mit beiden Elternteilen. In Patchwork-Familien stützt man sich stärker auf den leiblichen Elternteil, mit dem Stiefelternteil in einer eher unterstützenden Position (Isaacs, Montalvo a. Abelsohn 1986; Krähenbühl, Jellouschek, Kohaus-Jellouschek u. Weber 2007; Visher u. Visher 1996). Wenn bei alleinerziehenden Eltern ein weiterer Elternteil nicht verfügbar bzw. erreichbar ist, muss der Therapeut vorübergehend eine stärker unterstützende Positon einnehmen (Morawetz a. Walker 1984).

7.10 Abschlussphase

Es wäre ein Fehler, eine Therapie vorschnell beenden zu wollen, bevor sich das Familiensystem neu organisiert hat und die Symptome abgeklungen sind. Die Abschlussphase dient der Konsolidierung der Therapiefortschritte, sowohl symptombezogen als auch hinsichtlich der Familienorganisation und der weiteren Themen, die bearbeitet wurden. Üblicherweise können zwei bis drei Sitzungen im Abstand von zwei bis vier Wochen durchgeführt werden. Erreichte Veränderungen werden positiv bewertet und »festgeklopft«. Entsprechende Fortschritte vorausgesetzt, werden die Abstände zwischen den Sitzungen vergrößert. Zur Vorbereitung des Therapieabschlusses können die

Kinder oder Jugendlichen gebeten werden, ein Rezept zu schreiben, in dem sie notieren, was ihnen geholfen hat und was sie für die Zukunft gelernt haben. Zusammen mit der Familie werden Fortschritte und die in Rückschritten gewonnenen Erfahrungen rekapituliert, und es wird eine Art Notfallplan vorbereitet, was die Familie bei einem erneuten Rückfall tun kann. Therapieerfolge werden primär auf den Einsatz und das Engagement des Kindes und der Eltern zurückgeführt.

Zur Festigung der neuen Identität als »Zwangsbändiger« kann man mit dem Kind und der Familie eine Siegerehrung veranstalten. Die Erfolge werden gefeiert, dem Kind wird gratuliert, es werden Fotos gemacht und eine Urkunde übergeben. Bei einem Kind mit der Zwangsbefürchtung, es könne sich mit Stecknadeln verletzen, kann man es zum Beispiel mit einem Nähkissen fotografieren. Ein Kind mit auf Dreck und Verunreinigung bezogenen Zwängen könnte ein Moorbad nehmen oder im Matsch spielen etc. Anders formuliert: Man entwickelt ein Ritual für den Abschied vom Zwang, das zugleich ein Initiationsritual in die Rolle eines freien Menschen ist. Bei Jugendlichen kann das Abschiedsritual weniger dramatisch ausfallen; schön sind Fotos, die den Jugendlichen zeigen, wie er frei ist und sich super fühlt.

Der Familie sollte angeboten werden, in einem Abstand von acht bis zwölf Wochen einen weiteren Termin in Anspruch zu nehmen, auch wenn es gut läuft. Ggf. kann dieser Termin auch telefonisch geführt werden. Insgesamt werden drei solcher Nachtermine angeboten, die einen weichen Übergang in den Alltag nach der intensiven Therapiephase ermöglichen.

8 Multifamilientherapie

8.1 Allgemeine Aspekte

Die Multifamilientherapie (MFT) verbindet Aspekte der Gruppentherapie und der Familientherapie und wird zur Behandlung von zahlreichen psychischen Störungen eingesetzt (Asen u. Scholz 2009; Retzlaff, Brazil u. Goll-Kopka 2008). Als Teil des Projektes wurde eine Multifamiliengruppe mit vier Familien von Kindern und Jugendlichen mit Zwängen durchgeführt. Die Gruppe wurde von zwei Therapeuten geleitet und von einer Praktikantin unterstützt.

Auf ein Vorgespräch folgte ein diagnostisches Gespräch mit dem Kind bzw. Jugendlichen. Die Gruppe startete mit einem vierstündigen Doppelblock an einem Nachmittag und Abend, gefolgt von elf zweistündigen Gruppensitzungen und einer Abschluss-Sitzung nach acht Wochen. Zum Einsatz kamen systemische Standardinterventionen wie ressourcenaktivierende Übungen, Externalisierungstechniken, kreative und expressive Techniken, paradoxe Arbeit am Symptom und So-tun-als-ob-Rituale, körperorientierte systemische Techniken insbesondere nach Satir, die Nutzung anderer Familien als Unterstützer, der Einsatz von Aufgaben und Verschreibungen sowie selbstgesetzte Änderungsziele jeder Familie. Als Teil der Interventionen wurden die Indexpatienten mit Videokameras ausgestattet, um sich daheim bei der Ausführung der Zwänge zu filmen. Diese Aufnahmen wurden dann miteinander angeschaut, um sich gegenseitig Feedback zu geben und Lösungsideen zu entwickeln.

8.2 Ablauf einer MFT-Gruppe

Der Ablauf der MFT-Gruppe ist in Kasten 14 dargestellt. Nach zwei Vorgesprächen - eines mit der Familie, eines mit dem Indexpatienten - gibt es eine lange, vierstündige MFT-Sitzung, gefolgt von vier weiteren doppelstündigen Sitzungen sowie einer Auffrischungssitzung nach sechs Wochen. Bei Bedarf sind nach Abschluss der Gruppenphase weitere Einzel- und Familiengespräche vorgesehen.

14) Ablauf einer Multifamilientherapie-Gruppe

Familienerstgespräch

- Joining und Vertrauensaufbau
- Klärung von Anliegen (Problemdruck und -aktualität), Erklärungsmodell, Geschichte der Lösungsversuche und Auftrag
- Klärung des Überweisungskontextes
- Problembeschreibung
- Bisherige Lösungsversuche
- Umgang der Familie mit dem Zwang
- Problem- und Lösungsinszenierungen
- Allgemeine Systemdiagnostik
- Reframing und Induktion von Hoffnung
- Stärken fokussieren, Fragen nach Ausnahmen und Kompetenzen
- Einschätzung der Veränderungsbereitschaft
- Entwicklung einer gemeinsamen Problemdefinition/Fallverständnis
- Vereinbarung von ersten Zielen
- Erste Aufgaben und Verschreibungen
- Aufklärung und Information geben
- Ggf. Musterunterbrechung im Sinne einer Krisenintervention
- Besprechung formaler Aspekte der Therapie
- Verabredung weiterer Schritte

Einzelgespräch mit dem Indexpatienten

Ziele: Vertiefung des gemeinsamen Fallverständnisses, weitere Erkundung von Problem und Ressourcen

- Ressourcendiagnostik
- Familiendiagnostik
- Vertiefte Ressourcenanalyse
- Fokus auf Erkundung der Zwänge
- Gestaltungstechnik zur Externalisierung
- Landkarte des Problems
- Weitere Erkundung
- Paradoxe Verschlimmerungsfragen
- Weitere Lebens- und Familienthemen
- Vertiefung des gemeinsamen Fallverständnisses/Problemdefinition

Erste MFT-Sitzung

Für die erste MFT-Sitzung benötigt man einen längeren Zeitblock von vier Stunden inklusive einer Pause. Leitthema sind die Auswirkungen des Zwanges auf Kind und Familie; Einführung von Externalisierung.

- Begrüßung, Vorstellung, Regeln für die Sitzung
- Wenn kleinere Geschwister dabei sind: Vereinbarung eines Zeichens, wer das Wort hat
- Videoerlaubnis
- Besprechung des Ablaufs
- Vorstellungsrunde mit Aktionstechnik
- Aufwärmübungen
- Familien-Steckbrief
- Vorstellung der Familien: Wer sind wir? Was ist los bei uns? Was wollen wir erreichen?
- Problemdefinition jeder Familie
- Memoryspiel zum Kennenlernen für die Pause
- Leichtes Abendessen
- Interaktives Referat: Wofür Zwänge gut sind; Wissen der Teilnehmer erfragen und nutzen
- Landkarte des Zwanges; externalisierte Gestalt in der Landkarte erstellen, Nachbesprechung
- Mein Unterstützerteam: Wer kann mir helfen, den Zwang zu überwinden?
- Hausaufgabe Beobachtungsexperiment: Wann treten die Zwänge auf, wann nicht oder weniger?
- Verteilung von Videokameras an die Indexpatienten
- Verabschiedung

Zweite MFT-Sitzung

Die zweite MFT-Sitzung kann in Doppelstunden stattfinden.
Ziel: Wiederherstellen der Familienfunktionen

- Anwärmübung
- Rückmeldung zu den Erfahrungen mit der Hausaufgabe
- Sorgenstuhl
- Auswirkungen auf das Elternpaar
- So-tun-als-ob-Ritual; das Symptom in der Sitzung spielerisch zeigen
- Aufgabe: Wie kann man den Zwang schlimmer machen?

- Familienstärken aktivieren
- Fokus auf der Familie
- Was man gerne tut (hin zu Bewegung, Klettern, Musik)
- Verabschiedung

Dritte MFT-Sitzung

In der dritten MFT-Sitzung: Musterunterbrechung und Experimente

- Anwärmübung
- Körperübungen; Zentrieren, Summen, Ordeals Kniebeugen
- Paradoxes Rollenspiel: Jugendliche spielen Eltern und umgekehrt
- Experiment planen - etwas anders machen
- Patensystem etablieren
- Hausaufgabe: Wie würde ein Leben ohne Zwang ausschauen, welche Nachteile hätte dies möglicherweise?
- Verabschiedung

Vierte MFT-Sitzung

Ablauf der vierten MFT-Sitzung: Planung weiterer Experimente

- Anwärmübung
- Nachbereiten des letzten Experimentes: Was hat funktioniert?
- Video von der Ausführung des Zwanges gemeinsam anschauen und besprechen, ggf. auch Fotos; angemessen würdigen
- Was könnte besser funktionieren?
- Gruppe nutzen, um lösungsorientierte Ideen zu entwickeln
- Eltern als Team stärken, gewährende Haltung hinterfragen
- Parallel Kinder/Jugendliche stärken
- Verabschiedung

Fünfte MFT-Sitzung

Ablauf der fünften MFT-Sitzung: weitere Experimente

- Anwärmübung
- Auswertung der Experimente
- Ggf. erneut Techniken zur Musterunterbrechung: Kniebeugen, Tanzen
- Planung weiterer Experimente
- Paten auswählen für gegenseitige Hausbesuche bzw. Handy-Support
- Zeitlinienarbeit mit dem Zwang als externalisiertem »Störer«
- Verabschiedung

Sechste MFT-Sitzung

Ablauf der sechsten MFT-Sitzung: Auffrischungssitzung nach sechs Wochen

- Anwärmübung
- Auswertung der Experimente
- Planung weiterer Experimente
- Rückfälle durchspielen und verschreiben
- Toleranz für ungeliebte Affekte und Angst entwickeln, statt diese zu bekämpfen
- Verabschiedung

Option auf weitere Familien- und Einzelgespräche

8.3 Erfahrungen mit der Multifamilientherapie

Das Format der Multifamiliengruppe eignet sich besonders für stationäre bzw. teilstationäre Einrichtungen, in denen regelmäßig eine gewisse Zahl an Kindern bzw. Jugendlichen mit Zwängen gleichzeitig behandelt werden. Viele Betroffene fühlen sich wegen ihrer Symptome verrückt und nicht normal. Im Gruppenkontext erfahren sie, dass es anderen Kindern ähnlich geht wie ihnen selbst. Für Geschwister ist es ebenfalls entlastend zu erleben, dass es in anderen Familien ähnliche, durch die Zwangssymptome ausgelöste Probleme gibt, und Eltern können sich über ihre Erfahrungen gegenseitig unterstützen. Durch die Externalisierung des Zwanges und das Reden über den »Herrn Grübel« oder den »Mach-2« wird eine gewisse Distanz zum Symptom aufgebaut. Mit zukunftsorientierten Fragen wie *»Was wirst du mit deiner Energie machen, die jetzt für den Kontrolletti draufgeht? Wird dir nicht etwas fehlen, wenn sich dieser Dauergast verabschiedet hat?«* unterstellt man, dass es eine Zeit geben wird, in welcher das Kind seine Symptome hinter sich gelassen hat. Beobachtungsaufgaben tragen dazu bei, den Zwang zu belauern. Das Sprechen über bisherige Lösungsversuche ist wichtig, um zu verstehen, auf welche Weise die Eltern zum Aufrechterhalten der Symptomatik unabsichtlich beitragen. Andere Eltern erkennen dies sehr rasch und können auf entsprechende Muster hinweisen.

Paradoxe Verschlimmerungsfragen implizieren, dass auch das Kind einen Beitrag zum Auftreten des Zwanges leistet und letztlich in der Lage ist, diese nicht nur zu verschlimmern, sondern auch besser werden zu lassen bzw. nicht mehr zu zeigen. Viele kleine, aber auch große Menschen mit Zwängen erleben scheinbar übermächtige Gefühle, wenn sie sich ihren Zwängen widersetzen. Körperbasierte Techniken, Zentrierungsübungen, die Aktivierung von Ressourcenerfahrungen im Sinne von Satir (1980) stärken die betroffene Person und ermöglichen es standzuhalten, statt zu flüchten. Die Wirksamkeit systemischer Interventionen geht insbesondere auch auf die Nutzung von nahestehenden Menschen für die Überwindung von Problemen zurück. Wenn das Kind seine Eltern als Team hinter sich weiß und eine ganze Multifamiliengruppe es mit einem Sprechchor ermuntert, sich dem Zwang zu widersetzen, ist das schon ein starkes Signal.

Bei der Verabredung der Experimente für daheim entsteht rasch ein positiver Wettkampf: Wenn Familie Maier es hinbekommen hat, muss es uns doch auch gelingen! Und die Eltern erleben sich und ihr Kind nicht als Versager, wenn es Rückschläge gibt. Im Kontext einer MFT-Gruppe wird der Zwang in einen sozialen Kontext eingebettet. Er ist nicht mehr allein das private Thema des betroffenen Kindes, das sehr viel Unterstützung für Lösungsschritte erhält. Besonders bewährt haben sich So-tun-als-ob-Rollenspiele und Videoreportagen über das eigene Zwangsritual. In beiden Fällen schaut das Kind sich gewissermaßen selbst über die Schulter und gibt anderen Jugendlichen Rückmeldung: *»Hey, du kontrollierst aber echt häufig, ob die Tür von dem Karnickelstall wirklich zu ist, das machst du ja schon zum x-ten Mal!«*, nur um zu hören: *»Du sortierst die Stifte in deinem Mäppchen aber auch extrem oft hintereinander!«*

9 Das Verhältnis zu anderen Therapieformen

Seit geraumer Zeit gibt es Bestrebungen zur Integration der verschiedenen Psychotherapieansätze auf der Basis eines allgemeinen, integrativen, systemischen Modells (Lebow 2014; Pinsof 1995; Pinsof et al. 2011; Retzlaff 2014). Die hier vorgestellte integrativ-systemische Vorgehensweise hat mit der psychodynamischen Therapie ein verstehendes Vorgehen gemein, ebenso wie das Interesse an der Biografie und der Bedeutung von Bindungssicherheit für die Überwindung der Zwangssymptome. Allerdings nimmt der Therapeut eine sehr aktive Position ein, was für non-direktive Spieltherapeuten oder Systemiker mit ausgeprägt konstruktivistischer Grundposition ein Problem darstellen könnte. Der Respekt für die Person des Kindes und der Eltern steht in Einklang mit Annahmen der humanistischen Therapie. Anders als in der Verhaltenstherapie geht es nicht allein um eine Symptomreduktion. Vielmehr werden Symptome als eine Metapher verstanden, die man u. a. mit spielerischen Methoden auflösen kann.

Grawe und Grawe-Gerber (1999) sahen Ressourcenaktivierung als einen von fünf zentralen Wirkfaktoren von psychotherapeutischen Behandlungen. Die Ressourcenorientierung gilt allgemein als Markenzeichen der systemischen Therapie. Sie wurde durch Minuchin und M. H. Erickson in die Psychotherapie eingeführt (Karpel 1986). Auf Minuchin geht auch die Schlüsseltechnik der Problemaktualisierungen im Hier und Jetzt durch *enactments* und die Betonung der Bedeutung der therapeutischen Beziehung zurück, u. a. durch gutes Joining und die bewusste Nutzung der Person des Therapeuten. In systemischen Therapien wird eine motivationale Klärung der Anliegen der Klienten geleistet. Durch die Entwicklung einer gemeinsamen Problemdefinition, den Aufbau einer gemeinsamen therapeutischen Realität und die Entwicklung einer neuen Geschichte über das eigene Leben wird ein neues Verständnis des oder der präsentierten Probleme ermöglicht. Die Patienten werden mit vielfältigen Techniken dabei unterstützt, ihre Probleme zu überwinden. Die fünf bekannten Wirkfaktoren von Psychotherapien finden sich somit auch und gerade in systemischen Therapien wieder. Ein weiteres, von Grawe und Grawe-Gerber (1999) unterschätztes Wirkprinzip, das sich nicht einfach mit einer Ressourcenaktivierung gleichsetzen lässt, ist die Mobilisierung von sozialer Unterstützung und die Nutzung von Bindungspersonen. Dies wird in besonderer Weise durch die systemische Therapie geleistet. Die systemische Therapie will *Schlüsselprozesse* von Familien fördern, die zu ihrer Resilienz und Kohärenz beitragen, z. B. eine offene Kommunikation, einen guten affektiven Austausch, Flexibilität beim Aushandeln von Rollen, Macht und Aufgaben, die Nutzung von sozialer Unterstützung und kohärente gemeinschaftliche Glaubenssysteme (Retzlaff 2016a; Walsh 1998). Durch systemische Therapien werden das Familien-Kohärenzgefühl und die Selbstwirksamkeitsüberzeugungen des Kindes gestärkt. Zu einem guten Kohärenzgefühl gehören die Überzeugung zu verstehen, in welcher Lage man sich befindet, das Gefühl von Handhabbarkeit (wir können etwas tun, um unsere Ziele zu erreichen) und ein Gefühl von Sinnhaftigkeit (es lohnt sich, sich auch dauerhaft für unsere Ziele einzusetzen und Anstrengungen dafür zu unternehmen, statt in einer Opferposition zu verharren).

10 Fallbeispiel

Die vierzehnjährige Juliane litt an einer ganzen Fülle von Zwängen, die insbesondere in Zusammenhang mit dem Thema Tod und Sterben standen. Die Eltern waren überrascht zu erfahren, wie ausgedehnt ihre Zwangsbefürchtungen waren. Sie notierte folgende Symptome:

1. *App-Anruf: Wenn sie das Wort »sterben« sehen würde, geschrieben, also schwarz, müsse sie noch mal draufklicken, so lange, bis das Wort »leben« vor dem inneren Auge erscheine. Aber es müsse auch als Schrift im Handy zu sehen sein. Außerdem sei eine bestimmte Anzahl nötig (dreimal gehe nicht, wenn, dann müsse es zweimal oder viermal sein). SMS werden immer doppelt geschrieben. Es werden nicht drei, sondern vier Smileys verschickt, denn drei sei eine schlechte Zahl. Das Handy müsse immer zweimal entsperrt werden. Drei-Wort-Sätze müssten zu Vier-Wort-Sätzen umgewandelt werden.*
2. *Schreiben: Beim SMS-Schreiben dürften Wörter auf keinen Fall falsch geschrieben werden, und es müssten drei Ausrufezeichen/Fragezeichen oder drei Punkte sein, nicht mehr oder weniger; »Ja« müsse immer mit drei »aaa«, nicht mit einem »a« geschrieben werden, also »Jaaa« statt »Ja«.*
3. *Doppelt machen: Viele Dinge müsse sie doppelt machen, zum Beispiel: den Pulli hier rausholen, anziehen, runtergehen ins Erdgeschoss, noch mal hochgehen, Pulli ausziehen, in den Schrank legen, noch mal rausholen; Gläser mehrfach berühren. Das koste Zeit und Energie.*
4. *Greifen bzw. Aufheben von Gegenständen: Wenn beim Greifen nach einem Gegenstand vor dem inneren Auge ein »schlechtes« Wort wie »sterben« bildhaft erscheine, müsse erst mit der Hand über den Gegenstand gewischt und der Gegenstand anders hingelegt werden, bis ein »gutes« Wort vor ihrem inneren Auge erscheine. Dies geschehe eher bei Dingen, die man herausholen müsse, etwa dem Besteck, einer Flasche Wasser, Kleidung aus dem Schrank usw. Wenn sie den Schrank aufmache und das Glas herausnehmen wolle und sie sehe dabei ein Wort, z. B. »Krebs« – das sei ein komplizier-*

ter Gedankengang -, dann müsse sie etwas tun, um die möglichen damit verbundenen negativen Auswirkungen zu neutralisieren; das sei schon nervig. Sie verschwende ziemlich viele Gedanken darauf, nicht immer, nur in bestimmten Situationen. Sie wisse nicht, in welchen Situationen sie anfälliger sei, es passiere nicht immer. Es geschehe auch in guten Situationen, sogar öfter, wenn sie etwas Schönes vorhabe: Sie müsse vorbeugend etwas tun, damit es auch klappt und tatsächlich schön wird.

5. *Beim Anziehen von Schuhen oder Kleidungsstücken müsse immer erst rechts und dann links begonnen werden, also erst das rechte Hosenbein, dann das linke. Sie müsse überhaupt viel mit der rechten Hand ausführen, statt mit der linken.*
6. *Beim Schreiben müssten bestimmte Ausdrücke vermieden oder umschrieben werden. Statt »Ich gehe dahin« müsse es heißen: »Ich laufe dahin.« Wenn nicht die »richtige« Formulierung verwendet werde, könne »es« passieren (sie gehe von der Erde = sterben).*
7. *Beim Schreiben dürfe sie nicht mit »Ja« oder »Nein« antworten, sondern nur mit »Ich glaube ja«, als Ausdruck von Vorsicht.*
8. *Fernseher: Immer erst hinten den Hauptschalter und dann über die Fernbedienung anschalten, beim Ausschalten nur über die Fernbedienung, jedoch nicht den Hauptschalter ausschalten.*
9. *Sachen sagen: Wenn sie etwas fragen oder sagen möchte, während sich z. B. ihre Eltern unterhalten, sage sie als Einleitung »Stopp« oder »kurze Unterbrechung«, damit ihr Leben nicht unterbrochen werde oder stoppe. Das mache sie auch manchmal beim Schreiben.*
10. *Texte in der Schule schreiben: Wörter würden durchgestrichen, damit nicht irgendetwas passiert, oder gekillert, wenn sie mit dem Füller schreibe, und noch mal geschrieben.*
11. *Fingernägel würden nur in ihrem Zimmer lackiert und auch die Haare nur in ihrem Zimmer geföhnt, sonst könne da etwas passieren. Das Lackieren der Nägel wiederhole sie meistens.*
12. *Zu Hause würden nur gelbe und dunkelrote Handtücher benutzt. Blau sei negativ, weil der Himmel negativ sei, Gelb und Grün seien positiv, Schwarz und Braun erinnerten an Holz und Sarg, Rot an Blut, die seien auch negativ.*

13. *Gläser müssten immer in einer ganz exakten Weise in den Schrank eingeräumt werden und dürften nicht »verkehrt« stehen.*
14. *Wenn in den Nachrichten ein Wort wie »Krebs« erwähnt würde, müsse sie innerlich ein Gegenwort sagen, etwa »gesund!« oder so, damit ihr nichts passiere.*
15. *Beim Treppensteigen dürfe sie nur die geraden Stufen verwenden - also die zweite, vierte usw., damit nichts Schlimmes passiere. Wenn beim Laufen oder auf der Treppe auf dem inneren Bildschirm mentale Bilder oder schlechte Worte erschienen, zum Beispiel »schwarz« statt »weiß«, die sie auf den Stufen sehe, müsse sie vermeiden, auf das (imaginierte) schlechte Wort auf der Stufe zu treten.*
16. *Viele Dinge könne sie nur mit der rechten Hand tun oder sie müsse den rechten Fuß zuerst setzen.*

Mit Juliane wurde besprochen, dass der gemeinsame Nenner all dieser Zwänge die Überlegung sei: *»Wenn du es nicht in der richtigen Weise machst, könnte etwas Schlimmes passieren.«* Durch den Versuch, keine Fehler zu machen, und durch ihre Rituale konnte sie Spannung abbauen.

Auf die Frage, wie sich ihre Familie zu den Zwängen verhalte, meinte sie: *»Die kriegen das nicht richtig mit. Ich verhalte mich auch bewusst so, dass sie es nicht mitkriegen. Habe es meinen Eltern geschrieben.«* Juliane wurde dann gebeten, auf einem Blatt Papier eine Insel zu malen, die »ihr Land« darstellen sollte. Als Figur für sich wählte sie ein Pferd aus, für den Zwang einen Kraken. Wir sprachen dann darüber, wie es der Krake geschafft hatte, sich so viel Raum einzunehmen. Ich schlug vor, keinen Exorzismus zu machen und den Kraken nichts ins Meer zu werfen, sondern eine Ecke zu reservieren: *»Welche Figuren können helfen, dir wieder deine Freiheit zurückzuholen?«* In Anbetracht der vielfältigen Zwänge erschien es geboten, ihr Mut zu machen und Hoffnung zu induzieren, dass sie ihre Stärken mobilisieren könne und es ein Leben jenseits der vielen Zwangshandlungen gebe. *»Angenommen, das Wunder hätte stattgefunden, du wachst auf und alles ist gut. Was würdest du tun? Woran würden deine Freunde merken, dass sich etwas bei dir verändert hat? Würde dir etwas fehlen? Wärst du noch* *gewissenhaft? Wie würden deine Eltern reagieren, wenn du möglicherweise forscher auftreten würdest, ähnlich wie deine Schwester?«*

Im Familiengespräch wurde der Umgang der Angehörigen mit dem Zwang erkundet, und Juliane berichtete erstmals wirklich ausführlich über die Vielfalt ihrer Zwänge. Die Mutter erkundigte sich nach den Zwangshandlungen mit dem Trinkglas, und Juliane erklärte ihr den ziemlich komplizierten Ablauf und was innerlich in ihr dabei vorging. Den Eltern wurden aus therapeutischer Sicht die rituellen Handlungsweisen erläutert. Dem Vater waren gar keine Zwänge im Alltag aufgefallen, er hatte aber bemerkt, dass die Tochter immer wieder angespannt war, ob der morgige Tag genauso gut werden würde. Juliane erläuterte den Eltern die Zwangshandlungen, die so gut wie nichts darüber wussten. Ihre Mutter wollte erfahren, wie man sich die übermäßige Beschäftigung mit Tod und Sterben erklären könne. Dies führte zu einer Diskussion des Berichtes über eine schwere Gewalttat in der Region in den Medien. Mit den Eltern wurde besprochen, wie Juliane sich mit ihrer rebellischen Seite verbünden und ihre Freiheit zurückgewinnen könne, statt dem magischen Gefühl nachzugeben, sich durch Befolgen von Zwangsideen auf der sicheren Seite zu fühlen.

Juliane nahm sich unter anderem folgende Experimente vor:

- *Treppen steigen mit dem linken oder rechten Fuß zuerst*
- *Die linke oder rechte Hand benutzen, um Dinge herauszuholen oder zu heben (bisher tat sie dies zwanghaft ausschließlich mit der rechten Hand). Dazu nahm sie sich vor, aus einem Schrank alles mit links rauszunehmen, auch wenn es sich komisch anfühlen sollte.*
- *Bei vielen alltäglichen Dingen spontan das eingefahrene Muster unterbrechen, es übertreiben und sich daraus einen Spaß machen*
- *Nicht mehr vergeblich versuchen, auf keinen Fall an den Wochentag »Mittwoch« zu denken oder »Mittwoch« zu sagen, stattdessen bewusst sich gegen den Zwang wehren und eine »freche« Haltung einnehmen. Am Mittwoch gleich morgens beim Frühstück den Wochentag sagen, den Eltern forsch ins Gesicht schauen, um auszutesten, dass nichts Schlimmes passiert*
- *Die Treppe laut singend herunterhüpfen, ohne auf die »richtigen« Stufen zu achten*

- *Handlungen unterlassen, auch wenn die Angst groß sei, dass etwas passiere, wenn sie das tue*
- *Im Internet Informationen des Deutschen Krebsforschungszentrums über Krebs lesen*
- *Ihr Handy entsperren/sperren: fünfmal statt dreimal hintereinander, um damit das Muster zu durchkreuzen*
- *Eine SMS abschicken an Freunde mit drei statt mit vier Smileys*
- *Ein Blatt vollschreiben mit 3-Wort-Sätzen, anfangen mit dem Satz: »Hey du A...«; prüfen, ob dies ihr Todesurteil sei*
- *Gewohnheiten bewusst verändern: Dinge mit links greifen statt mit rechts, das Handy auf den Kopf drehen, Gläser umgekehrt herum einräumen als gewohnt*

Im nächsten Gespräch berichtete sie: *»Vor allem mit dem Schreiben ist es besser geworden. Ich habe auch keine drei Smileys verschickt, sondern nur einen. Drei-Wort-Sätze zu schreiben ist gar nicht so schlimm, manchmal muss man es ja machen.«*

Das grundlegende Thema von Juliane war es, zu ertragen, dass sie und ihre Eltern verletzlich und dem Leben ausgeliefert waren, weil es keine letztendliche Sicherheit gibt. Die Experimente sollten dazu dienen, den untauglichen Lösungsversuch aufzugeben, gewissermaßen die Götter durch Rituale beschwichtigen zu wollen. Dazu sollte sie probieren, ihre Rituale mal auf eine andere Weise auszuführen und quasi die Götter auf die Probe zu stellen, indem sie Dinge absichtlich »falsch« machte, sich mit ihrer Power verbündete und womöglich noch frech wie Pippi Langstrumpf die Zunge herausstreckte. Vorschlag: *»Kannst du ein Glas auf den Kopf stellen oder etwas Ähnliches tun, mit dem du gegen die engen Regeln vorsätzlich verstößt? Welche Experimente fallen dir noch ein, bei denen du gegen die Regeln verstößt?«*

Im folgenden Gespräch berichtete sie, sie habe Tassen einfach aus dem Schrank genommen, ohne groß darüber nachzudenken, und absichtlich an eine falsche Stelle geräumt. Für die nächste Sitzung wurde sie gebeten, möglichst viele Sachen extra »falsch« zu machen und sich absichtlich über ihr inneres Zwangsregime hinwegzusetzen. Die Grundidee dabei war, bewusst zu rebellieren, was auch Spaß machen kann und sie mit ihrer Vitalität und Lebensfreude verbindet – *»Genau die Seite, die du dir zurückerobern willst!«*

Als weiteren Schritt wurde Juliane gebeten, in der Sitzung zunächst auf die gewohnte Weise die Hände zu falten und sie dann so zu tauschen, dass nun der Daumen der anderen Hand oben war, was sich zunächst komisch anfühlen könne, aber eigentlich keinen Unterschied mache. Außerdem sollte sie auf einem Blatt Papier etliche Worte aufschreiben, die mit einem »t« begannen.

Für zu Hause nahm sie sich vor, eine Seite mit Schulaufgaben ohne Verbessern oder Killern mitzubringen und sogar bewusst zu schauen, dass auch ein oder zwei Fehler darin sind. Außerdem besorgte sie sich als Symbol für den Herrn Zwang ein hässliches Kuscheltier.

In weiteren Gesprächen wurde thematisiert, ob Juliane sich selbst gut vertreten könne oder immer klein beigebe, so wie in der Vergangenheit gegenüber dem Zwang. Die Mutter berichtete, sie könne sich zwar gegenüber den Eltern gut einbringen, im Freundeskreis zeige sie dies aber weniger und hätte eine Tendenz, sich ausnutzen zu lassen: Sie könne oder wolle niemandem gegenüber böse sein. Zur Schwester habe sie eigentlich ein gutes Verhältnis und sei es daher nicht besonders geübt zu streiten.

Juliane wurde gefragt, ob sie nicht Lust auf zwei freie Tage vom Zwang habe – oder vielleicht sogar Lust auf drei gute Tage? Verabredet wurde die Wiederholung der Experimente der vergangenen zwei Wochen. Mit dem Ziel, sich ihre Freiheit zurückzuerobern, nahm sie sich erneut bewusst vor, Gläser einfach aus dem Schrank zu holen, ihr Handy nur einmal zu entsperren und einfach zu schreiben, ohne Worte durchzustreichen. Außerdem wollte sie weiterhin bei Treppen auf egal welche Stufen treten, selbst wenn sie auf ihnen irgendein Wort imaginieren sollte. Mit den Eltern wurde besprochen, dass sie ihnen weiterhin abends einen kurzen Bericht geben solle, wie es funktioniert habe. Die Eltern sollten sie unterstützen und anfeuern, ohne sie zu schieben. Die Hauptverantwortung sollte bei Juliane bleiben. Als Ermunterung sollten die Eltern zweimal am Tag Mutmacher-SMS schicken. Das Mädchen wurde gebeten, im Freundeskreis bei passenden Gelegenheiten stärker ihre eigene Meinung zu vertreten, auch wenn diese unpopulär sein sollte. Mit dem Vater wurde verabredet, regelmäßig eine ca. zehnminütige Diskussion zu führen, in der sie ihren Standpunkt vertreten sollte, z. B. zu einem politischen Thema oder

Sport, ohne regelrecht zu streiten.

In Gesprächsterminen gemeinsam mit den Eltern wurden diese für ihre Rolle als Unterstützer gewürdigt. In weiteren Gesprächen berichteten die Eltern, Juliane sei insgesamt lockerer. Beispielsweise sei sie beim Greifen von Gegenständen freier, es sei ihr egal, ob sie die rechte oder linke Hand benutze. Die Eltern hatten beobachtet, dass die Zwangshandlungen fluktuierten. Ihnen wurde erläutert, dass Zwangssymptome ohne erkennbaren äußeren Anlass fluktuieren können. Sie erhielten den Tipp, am besten den Herrn Zwang ganz früh abzufangen und möglichst nicht in die Gedanken bzw. die Grübelschleife einzusteigen.

Mit Juliane und den Eltern wurde besprochen, was ihr Power geben würde. Sie nannte Kontakt zu Freunden, ihre Familie, Spaß mit einer speziellen Freundin oder Familienfeiern. Sie wurde gebeten, sich eine Musik-Playlist zu erstellen, die ihr gute Laune mache und die sie morgens bewusst anhören könne, um so gut in den Tag zu starten. Gemeinsam mit den Eltern wurden mögliche Fallen und Hindernisse diskutiert: *»Womit könntest du deinen Plan torpedieren, dich gegen das Regime des Herrn Zwanges aufzulehnen?«*

Juliane lernte Methoden, wie sie bei schulischem Druck und Stress besser abschalten konnte: die Zentrierungsübung »bei sich ankommen« und eine Imaginationsübung, in der sie in eine Situation eintauchen sollte, beispielsweise eine Urlaubsszene, in der sie von einer Liege aus den Blick übers Meer schweifen ließ.

Insgesamt dauerte die Behandlung 24 Stunden, die sowohl in Einzel- als auch in Familiensitzungen durchgeführt wurden. Bei Abschluss hatte Juliane sich von ihren Zwangssymptomen befreien können.

11 Ergebnisse einer Pilotstudie

Mit Unterstützung der *Deutschen Gesellschaft für Systemische Therapie, Beratung und Familientherapie (DGSF)* wurde seitens des Autors ein Pilotprojekt zur Behandlung von Kindern und Jugendlichen mit Zwängen durchgeführt: »Abschied von Herrn Penibel und Frau Kontroletti«. Insgesamt nahmen zwölf Kinder im Alter bis zwölf Jahren und weitere zwölf Jugendliche im Alter von 13–16 Jahren teil. Die Behandlung erfolgte im Familien- und Einzelsetting. Außerdem wurde eine Multifamilientherapie-Gruppe durchgeführt. Bei zwei Jugendlichen waren bereits Vorbehandlungen durchgeführt worden, die zu keinem befriedigenden Abschluss geführt hatten.

Insgesamt 23 Fälle konnten erfolgreich abgeschlossen werden. Die Zwangssymptomatik nahm signifikant ab. Die Verbesserungen bestanden auch ein Jahr nach Therapieende fort. In einem Fall gab es Verbesserungen der Symptomatik, die jedoch klinisch nicht befriedigend waren. Es handelte sich um einen Jugendlichen, der nur bedingt von seinen Zwangsbefürchtungen distanziert war, der unter erheblichem schulischem Druck stand und der es für vernünftiger hielt, vorsichtshalber seine Zwangsrituale weiterhin auszuführen, um kein Risiko einzugehen. Eine Patientin, die bereits vor Beginn der Therapie längere Zeit an Zwängen gelitten hatte, war bei der Einjahreskatamnese gut remittiert. Sie hatte später mit Beginn ihrer Ausbildung einen Rückfall und machte im Rahmen einer stationären Behandlung deutliche Fortschritte.

Die Vorgabe einer festen Sitzungszahl erwies sich in der Praxis als recht starr; ein Teil der Probanden profitierte sehr rasch von den systemischen Interventionen und benötigte eine entsprechend niedrige Sitzungszahl. Bei einer anderen Gruppe mit zum Teil länger bestehenden Zwängen erwies sich eine Sitzungszahl von 25 Stunden als ausreichend. Es gab aber auch Kinder bzw. Jugendliche, die eine längere Therapie zum Teil im stationären Setting benötigten. Dies scheint insbesondere bei einer länger bestehenden Zwangssymptomatik, sehr ausgedehnten Zwängen, bei gleichzeitig bestehenden Teilleistungs- und Aufmerksamkeitsstörungen und bei fortbestehenden Problemen in Schule und Familie sinnvoll zu sein.

Als ein erschwerender Faktor erwies sich das Vorliegen massiver Zwangssymptome bei einem Elternteil. Ein Elternteil hatte in der Vergangenheit an Zwängen gelitten, in zwei weiteren Fällen bestanden akut erhebliche Zwangssymptome bei einem Elternteil, was die Behandlung deutlich erschwerte. Die Zwänge des jeweiligen Elternteils führten unter anderem dazu, dass die Jugendlichen dadurch bei ihren Versuchen, sich frei in der Wohnung zu bewegen, Freundinnen einzuladen und bestimmte Örtlichkeiten nicht mehr zu meiden, massiv gehemmt wurden.

Konfliktthemen wie Rivalität unter Geschwistern, überfürsorgliches Verhalten oder Unterstützungsversuche durch Eltern und Großeltern, die zu einem fortgesetzten Zwangsverhalten führen, lassen sich verhältnismäßig unkompliziert auflösen. Erschwerend für den Therapieerfolg waren anhaltende, Spannung erzeugende Probleme, wie zum Beispiel seit Langem anhaltende Konflikte zwischen den geschiedenen Eltern um den Unterhalt und das Umgangsrecht. Teilleistungsstörungen, die einen anhaltenden Druck in der Schule und bei Hausaufgaben erzeugen, waren weitere erschwerende Faktoren. Der Behandlungsaufwand für kombinierte Einzel- und Familientherapie erscheint nicht höher als für vergleichbare andere Therapieformen. Sehr ermutigend waren die Ergebnisse für die Untergruppe von Kindern, bei denen sich der Zwang sehr rasch auflösen ließ. Dies spricht für eine möglichst frühe Intervention und ggf. eine Kooperation mit Kinder- und Jugendärzten, um präventiv zu arbeiten und Aufklärungsarbeit zu leisten.

Ausblick

Für systemische Therapeuten ist die Behandlung von Zwängen ein lohnendes Feld. Kleine und große Klienten mit entsprechenden Symptomen können sehr von dem reichen Schatz systemischer Interventionen profitieren. Die interaktionelle Ausrichtung und ihre Orientierung an sozialen Kontexten bieten gerade bei einer ausgeprägten Symptomatik Zugänge zu andernfalls nur schwer zu therapierenden Fällen. Jenseits einer reinen Kurzzeittorientierung machen Zwänge deutlich, wie sehr ein guter emotionaler Rapport, ein aktives handlungorientiertes Vorgehen, gepaart mit Humor, einer guten Portion Leichtigkeit und einer systemischen Grundhaltung aufseiten des Therapeuten, wesentlich für den Behandlungserfolg sind. Ich hoffe, dass es den Lesern gelingt, die hier vorgestellten Konzepte in ihre praktische Arbeit zu übernehmen, und bin zuversichtlich, dass sie diese als nützlich und hilfreich für ihre Arbeit mit Klienten erleben werden.

Anstelle eines Schlusswortes

Du musst das Leben nicht verstehen,
dann wird es werden wie ein Fest.
Und lass dir jeden Tag geschehen
so wie ein Kind im Weitergehen von jedem Wehen
sich viele Blüten schenken lässt.

Sie aufzusammeln und zu sparen,
das kommt dem Kind nicht in den Sinn.
Es löst sie leise aus den Haaren,
drin sie so gern gefangen waren,
und hält den lieben jungen Jahren
nach neuen seine Hände hin.

Rainer Maria Rilke, 8.1.1898, Berlin-Wilmersdorf

Literatur

Abramowitz, J. S., S. Whiteside a. B. J. Deacon (2005): The effectiveness of treatment for pediatric obsessive-compulsive disorder: A meta-analysis. *Behavior therapy* (36): 55–63.

Allport, G. W. (1962): The general and the unique in psychological science. In: G. W. Allport (ed.) (1968): The person in psychology. Selected essays. Boston (Beacon), pp. 81–102.

Allsopp, M. a. C. Verduyn (1989): A follow-up of adolescents with obsessive-compulsive disorder. *British Journal of Psychiatry* (154): 929–834.

Ambühl, H. u. B. Meier (2003): Die Zwangsstörung. *Psychotherapie im Dialog* 4 (3): 219–223.

American Psychiatric Association (2018): Diagnostisches und Statistisches Manual Psychischer Störungen DSM-5: Deutsche Ausgabe herausgegeben von P. Falkai u. H.-U. Wittchen, mitherausgegeben von M. Döpfner, W. Gaebel, W. Maier, W. Rief, H. Saß u. M. Zaudig. Göttingen (Hogrefe).

Arbeitsgemeinschaft der Wissenschaftlichen Medizinischen Fachgesellschaften (AWMF) (2015): Leitlinie Zwangsstörungen. Verfügbar unter http://www.awmf.org/leitlinien/detail/ll/038-017.html [31.07.2017].

Arbeitsgemeinschaft der Wissenschaftlichen Medizinischen Fachgesellschaften (AWMF) (2021): S3-Leitlinie für Diagnostik und Therapie von Zwangsstörungen im Kindes- und Jugendalter. AWMF Register Nr. 028-007. Kurzversion verfügbar unter https://register.awmf.org/assets/guidelines/028-007k_S3_Zwangsstoerungen_Kindes-_und_Jugendalter_2021-06.pdf [05.12.2023].

Asen, E. u. M. Scholz (2009): Die Praxis der Multifamilientherapie. Heidelberg (Carl-Auer).

Bandler, R. u. J. Grinder (1985): Reframing. Ein ökologischer Ansatz in der Psychotherapie (NLP). Paderborn (Junfermann).

Bandler, R., J. Grinder a. V. Satir (1976): Changing with families. Palo Alto (Science and Behavior).

Barrett, P., A. Shortt a. M. Healey (2001): Do parent and child behaviours differentiate families whose children have obsessive-compulsive disorder from other clinic and non-clinic families? *Journal of Child Psychology and Psychiatry and Allied Disciplines* 43: 597–607.

Barrett, P., L. Healy-Farrell a. J. S. March (2004): Cognitive-behavioral family treatment of childhood obsessive-compulsive disorder: A controlled trial. *Journal of the American Academy of Child and Adolescent Psychiatry* 43 (1): 46–62.

Barrett, P., L. Farrell, M. Dadds a. N. Boulter (2005): Cognitive-behavioral family treatment of childhood obsessive-compulsive disorder: long-term follow-up and predictors of outcome. *Journal of the American Academy of Child Adolescent Psychiatry* 44 (10): 1005–1014.

Bateson, G. (1954): A theory of play and fantasy. A. P. A. Psychiatric research reports II. In: G. Bateson (ed.): Steps to an ecology of mind. New York (Ballantines/Chasin), pp. 177–193.

Becker, K., C. Jennen-Steinmetz, M. Holtmann, M. El-Faddagh u. M. H. Schmidt (2003): Komorbidität bei Zwangsstörungen im Kindes- und Jugendalter. *Zeitschrift für Kinder- und Jugendpsychiatrie und Psychotherapie* 31: 175–118.

Berg, C. Z. (1989): Behavioral assessment-techniques for childhood obsessive-compulsive disorder. In: J. L. Rapoport (ed.): Obsessive-compulsive disorder in children and adolescents. Washington D.C. (American Psychiatric), pp. 41–70.

Birbaumer, N. (1975): Physiologische Psychologie. Berlin (Springer).

Birbaumer, N. u. R. F. Schmidt (2010): Biologische Psychologie. Berlin (Springer), 7. überarb. u. erg. Aufl.

Calvocoressi, L., B. Lewis, M. Harris, S. J. Trufan, W. K. Goodman, C. J. McDougle a. L. H. Price (1995): Family accommodation in obsessive-compulsive disorder. *American Journal of Psychiatry* 152 (3): 441–443.

Carr, A. (2009): The effectiveness of family therapy and systemic interventions for child-focused problems. *Journal of Family Therapy* 31: 3–45.

Carr, A. (2018): Family therapy and systemic interventions for child-focused problems: the current evidence base. *Journal of Family Therapy*. Verfügbar unter https://onlinelibrary.wiley.com/doi/abs/10.1111/1467-6427.12226 [28.02.2019].

Cecchin, G., G. Lane a. W. A. Ray (1993): From strategizing to nonintervention: Irreverence in systemic practice. *Journal of Marital and Family Therapy* 19 (2): 125–136.

Cilliçilli, A., M. Telcioglu, R. Aşkin, N. Kaya, S. Bodur a. R. Kucur (2004): Twelve-month prevalence of obsessive-compulsive disorder in Konya, Turkey. Comprehensive Psychiatry 45(5): 367–374.

Combrinck-Graham, L. (ed.) (1989): Children in family contexts. Perspectives on treatment. New York (Guilford).

Cooper, M. (1993): A group for families of obsessive-compulsive persons. Families in Society. *Journal of Contemporay Human Services* 74 (5): 301–307.

Craske, M. G., M. Treanor, C. C. Conway, T. Zbozinek a. B. Vervliet (2014): Maximizing exposure therapy: An inhibitory learning approach. *Behavior Research and Therapy* 58: 10–23.

Dale, R. C., I. Heyman, G. Giovannoni a. A. W. Church (2005): Incidence of anti-brain antibodies in children with obsessive-compulsive disorder. *British Journal of Psychiatry* 187: 314–319.

Deutsch, K. u. B. Fritsch (1980): Zur Theorie der Vereinfachung: Reduktion von Komplexität in der Datenverarbeitung für Weltmodelle. Königstein (Athenäum).

De Shazer, S. (1989): Wege der erfolgreichen Kurztherapie. Stuttgart (Klett-Cotta).

Dilling, H., W. Mombour u. M. H. Schmidt (Hrsg.) (2015): Internationale Klassifikation psychischer Störungen. ICD-10 Kapitel V (F) - Klinisch-diagnostische Leitlinien. Göttingen (Hogrefe).

Döpfner, M. (1998): Zwangsstörungen. In: H.-C. Steinhausen u. M. von Aster (Hrsg.): Handbuch der Verhaltenstherapie und Verhaltensmedizin bei Kindern und Jugendlichen. Weinheim (Beltz), S. 268–318.

Doron, G. a. M. Kyrios (2005): Obsessive compulsive disorder: A review of possible specific internal representataions within a broader cognitive theory. *Clinical Psychology Review* 25: 415–432.

Douglass, H. M., T. E. Moffitt, R. Dar, R. McGee a. P. Silva (1995): Obsessive-compulsive disorder in a birth cohort of 18-year-olds: Prevalence and predictors. *Journal of the American Academy of Child and Adolescent Psychiatry* 34: 1424–1431.

Ecker, W. (2003): Verhaltenstherapie bei Zwangserkrankungen. Therapeutische Strategien. *Psychotherapie im Dialog* 4 (3): 239–246.

Ehiobuche, I. (1988): Obsessive-compulsive neurosis in relation to parental child-rearing patterns amongst Greek, Italian, and Anglo-Australian subjects. *Acta Psychiatrica Scandinavica* 78 (344, Suppl.): 115–120.

Eibl, K. (Hrsg.) (1987): Johann Wolfgang Goethe. Sämtliche Werke, Briefe, Tagebücher und Gespräche, Bd. 2. Berlin (Deutscher Klassiker), S. 498.

Engel, G. (1977): The need for a new medical model: A challenge for biomedicine. *Science* 196: 129–136.

Erickson, M. H. a. E. L. Rossi (eds.) (1982): The Collected papers of Milton H. Erickson on Hypnosis. New York (Irvington).

Erikson, E. (1971): Identität und Lebenszyklus. Frankfurt/M. (Suhrkamp).

Fisch, R., J. H. Weakland u. L. Segal (1987): Strategien der Veränderung. Stuttgart (Klett-Cotta).

Flament, M. F. a. J. L. Rapoport (1984): Childhood obsessive-compulsive disorder. In: T. R. Insel (ed.): New findings in obsessive-compulsive disorder. Washington D.C. (American Press), pp. 24–34.

Flament, M. F., A. Whitaker, J. L. Rapoport, M. Davies, C. Z. Berg, K. Kalikow, W. Sceery a. D. Shaffer (1988): Obsessive-Compulsive Disorder in Adolescence: An Epidemiological Study. *Journal of the American Academy of Child and Adolescent Psychiatry* 27: 764–771.

Foa, E. B. a. M. J. Kozak (1986): Emotional Processing of Fear: Exposure to Corrective Information. *Psychological Bulletin* 99: 20–35.

Foa, E. a. G. Steketee (1989): Obsessive-compulsive disorder. In: C. Lindemann (ed.): Handbook of phobia therapy: Rapid symptom relief in anxiety disorders. Northvale, NJ (J. Aronson), pp. 181–208.

Fraenkel, P. (1995): The nomothetic-idiographic debate in family therapy. *Family Process* 34: 113–121.

Frank, J. (1961): Persuasion and healing. Baltimore (John Hopkins University).

Freeman, J. B., M. C. Abbe, C. Fucci, M. Karitani, L. Miller a. H. L. Leonard (2003): Family-based treatment of early-onset obsessive-compulsive disorder. *Journal of Child and Adolescent Psychopharmacology* 13: 71–80.

Freeman, J., D. Epston u. D. Lobovits (2000): Ernsten Problemen spielerisch begegnen. Narrative Therapie mit Kindern und ihren Familien. Dortmund (Modernes Lernen).

Freeman, J. B., J. Sapyta, A. Garcia, S. Compton, M. Khanna, C. Flessner, D. P. FitzGerald, C. Mauro, R. Dingfelder, K. Benito, J. Harrison, J. Curry, E. Foa, J. March, P. Moore a. M. Franklin (2014): Family-Based Treatment of Early Childhood OCD: The Pediatric OCD Treatment Study Junior (POTS Jr.) Randomized Controlled Trial. *JAMA Psychiatry* 71 (6): 691–681.

Freud, S. (1894): Die Abwehr-Neuropsychosen. Versuch einer psychologischen Theorie der acquirierten Hysterie, vieler Phobien und Zwangsvorstellungen und gewisser halluzinatorischer Psychosen. In: S. Freud (1991): Gesammelte Werke, Bd 1. Frankfurt/M. (S. Fischer), S. 59–74.

Freud, S. (1904): Die Freudsche psychoanalytische Methode. In: S. Freud (1991): Gesammelte Werke, Bd. 5. Frankfurt/M. (S. Fischer), S. 3–10.

Freud, S. (1909): Bemerkungen über einen Fall von Zwangsneurose. In: Freud, S. (1993): Gesammelte Werke, Bd. 7. Frankfurt/M. (S. Fischer), S. 379–463.

Freud, S. (1920): Jenseits des Lustprinzips. In: S. Freud (1978): Studienausgabe, Bd. 3. Frankfurt/M. (S. Fischer), S. 213–272.

Furman, B. (2005): Ich schaffs! Heidelberg (Carl-Auer), 7. Aufl. 2017.

Fydrich, T., A. Ertle, A. u. N. Lathmann (2013): Evidenzbasierte Diagnostik und Psychotherapie der Zwangsstörung. *Psychotherapeut* 4: 395–411.

Geller, D. A., J. Biederman, J. Jones, K. Park, S. Schwartz, S. Shapiro a. B. Coffey (1998): Is juvenile obsessive-compulsive disorder a developmental subtype of the disorder? A review of the pediatric literature. *Journal of the American Academy of Child and Adolescent Psychiatry* 37: 420–427.

Gilligan, S. (1997): The Courage to Love. Principles and Practices of Self-Relations Psychotherapy. New York (W. W. Norton).

Goethe, J. W. von (1808): Faust. Der Tragödie erster Teil. Stuttgart (Reclam), 1986.

Goodman, W. K., L. H. Price, S. A. Rasmussen, C. Mazure, R. L. Fleischmann, C. L. Hill, G. R. Heninger a. D. S. Charney (1989): The Yale-Brown Obsessive-

Compulsive Scale. I. Development, use, and reliability. *Archives of General Psychiatry* 46 (11): 1006–1011.

Grawe, K. (1995): Grundriß einer Allgemeinen Psychotherapie. *Psychotherapeut* 40: 130–145.

Grawe, K. u. M. Grawe-Gerber (1999): Ressourcenaktivierung: Ein primäres Wirkprinzip in der Psychotherapie. *Psychotherapeut* 44: 63–73.

Green, R.-J. a. P. D. Werner (1996): Intrusiveness and Closeness-Caregiving: Rethinking the Concept of Family Enmeshment. *Family Process* 35 (3): 115–136.

Grunebaum, H. u. R. Chasin (1980): Kritisches zu Umdeutungen oder: Die Vorteile eines pathologischen Begriffssystems. *Familiendynamik* 5: 106–117.

Haley, J. (1976): Problem-solving therapy. New York (Harper & Row).

Haley, J. (1977): Direktive Familientherapie. München (Pfeiffer).

Haley, J. (1978): Gemeinsamer Nenner Interaktion. München (Pfeiffer).

Haley, J. (1989): Ordeal-Therapie. Hamburg (ISKO).

Hand, I. (2002): Systemische Aspekte in der Behandlung von Zwangsstörungen. In: W. Ecker (Hrsg.): Die Behandlung von Zwängen. Perspektiven für die klinische Praxis. Bern (Huber), S. 81–100.

Hanna, G. L., D. J. Fischer, K. R. Chadha, J. A. Himle a. M. van Etten (2005): Familial and sporadic subtypes of early-onset obsessive-compulsive disorder. *Biological Psychiatry* 57 (8): 895–900.

Havighurst, R. J. (1972): Developmental tasks and education. New York (McKay).

Hibbs, E. D., S. D. Hamburger, M. Lenane, J. L. Rapoport, M. J. P. Kruesi, C. S. Keysor a. M. J. Goldstein (1991): Determinants of expressed emotion in families of disturbed and normal children. *Journal of Child Psychology and Psychiatry* 32: 757–770.

Hollingsworth, C. E., P. E. Tanguy, L. Grossman a. P. Pabst (1980): Long-term outcome of obsessive-compulsive disorder in childhood. *Journal of the American Academy of Child and Adolescent Psychiatry* 19: 134–144.

Honjo, S., C. Hirano, S. Murase, T. Kaneko, T. Sugiyama, K. Ohtaka, T. Aoyama, Y. Takei, K. Inoko a. S. Wakabayashi (1989): Obsessive-compulsive symptoms in childhood and adolescence. *Acta Psychiatrica Scandinavica* 80: 83–91.

Hoover, C. F. a. T. R. Insel (1984): Families of origin in obsessive-compulsive disorder. *Journal of Nervous and Mental Disease* 174: 207–215.

Isaacs, M., B. Montalvo a. D. Abelsohn (1986): The difficult divorce. Therapy for children and families. New York (Basic).

Jans, T., U. Hemminger u. C. Wewetzer (2003): Der Verlauf von Zwangsstörungen mit Beginn im Kindes- und Jugendalter – eine Literaturübersicht. *Zeitschrift für Kinder- und Jugendpsychiatrie und Psychotherapie* 31 (3): 187–201.

Jans, T., C. Wewetzer, K. Klampfl, E. Schulz, B. Herpertz-Dahlmann, H. Remschmidt u. A. Warnke (2007): Phänomenologie und Komorbidität der Zwangsstörung bei Kindern und Jugendlichen. *Zeitschrift für Kinder- und Jugendpsychiatrie und Psychotherapie* 35 (1): 41–50.

Jans, T., S. Walitza u. A. Warnke (2008): Zwangsstörungen bei Kindern und Jugendlichen. *Praxis der Kinderpsychologie und Kinderpsychiatrie* 57: 429–456.

Jans, T. u. A. Reichert (2014): Zwangsstörungen im Kindes- und Jugendalter. *Kindheit und Entwicklung* 23 (2): 86–101.

Kafka, F. (1976): Kleine Fabel. In: P. Raabe (Hrsg.): Sämtliche Erzählungen. Frankfurt/M. (S. Fischer).

Karpel, M. A. (1986): Family resources: The hidden partner in family therapy. New York (Guilford).

Kegan, P. (1986): Entwicklungsstufen des Selbst: Fortschritte und Krisen im menschlichen Leben. München (Kindt).

Knölker, U. (1987): Zwangssyndrome im Kindes- und Jugendalter. Göttingen (Vandenhoeck & Ruprecht).

Krähenbühl, V., H. Jellouschek, M. Kohaus-Jellouschek u. R. Weber (2007): Stieffamilien. Struktur – Entwicklung – Therapie. Freiburg (Lambertus).

K-SADS-Arbeitsgruppe (2001): Deutsche ICD-10, DSM III-R, DSM-IV Fassung der Kiddi-SADS-PL (5. Aufl. der dt. Forschungsversion, erweitert um ICD-10-Diagnostik). Frankfurt/M. (Universitätsklinik für Psychiatrie und Psychotherapie des Kindes- und Jugendalters).

Lang, H. (2003): Zwang. *Psychotherapie im Dialog* 4 (3): 250–258.

Last, C. G. a. C. C. Strauss (1989): Obsessive-compulsive disorder in childhood. *Journal of Anxiety Disorders* 3: 295–302.

Lazarus, R. S. (1991): Emotion and Adaptation. New York (Oxford University).

Lebow, J. (2014): Couple and Family Therapy. An Integrative Map of the Territory. Washington, D.C. (American Psychological Association).

Lenane, M. C., S. E. Swedo, H. Leonard, D. L. Pauls, W. Screery a. J. L. Rapoport (1990): Psychiatric disorders in first-degree relatives of children and adolescents with obsessive-compulsive disorder. *Journal of the American Academy of Child and Adolescent Psychiatry* 29: 407–412.

Leonard, H., S. E. Swedo, M. C. Lenane, D. C. Rettew, S. D. Hamburger, J. J. Bartko a. J. L. Rapoport (1993): A 2- to 7-year follow-up study of 54 obsessive-compulsive children and adolescents. *Archives of General Psychiatry* 50: 429–439.

Li, S., S. Liu a. D. Jiang (2010): Systemic treatment combined with paroxetinum in the treatment of obsessive-compulsive disorder: curative efficacy [Chin.]. *China Modern Doctor* 48 (2): 27–28.

Livingston-van Noppen, B., S. A. Rasmussen, J. Eisen a. L. McCartney (1990): Family function and treatment in obsessive-compulsive disorder. In: M. Jenike, L. Baer a. W. E. Minichiello (eds.): Obsessive-compulsive disorders: theory and management. Chicago (Year Book Medical), pp. 325–340.

Lorenz, K. (1963): Das sogenannte Böse. Zur Naturgeschichte der Aggression. Wien (Dr. Borotha Scholer).

Madanes, C. (1981a): Beschützen, Paradox und So-tun-als-ob. *Familiendynamik* 6: 208–224.

Madanes, C. (1981b): Strategic family therapy. San Franscico (Jossey-Bass).

Madanes, C. (1989): Hinter dem Einweg-Spiegel. Hamburg (ISKO).

Massing, A., G. Reich u. E. Sperling (2006): Die Mehrgenerationen-Familientherapie. Göttingen (Vandenhoeck & Ruprecht).

McDaniel, S., J. Hepworth u. W. Doherty (1997): Familientherapie in der Medizin. Heidelberg (Carl-Auer).

McGoldrick, M. u. R. Gerson (1990): Genogramme in der Familienberatung. Bern (Hans Huber).

McGuire, J. F., J. Piacentini, A. B. Lewin, E. A. Brennan, T. K. Murphy a. E. A. Storch (2015): A meta-analysis of cognitive behavior therapy and medication for child obsessive-compulsive disorder: Moderator of treatment efficacy, response, and remission. *Depression & Anxiety* 32 (8): 580–593.

Mell, L. K., R. L. Davis a. D. Owens (2005): Association between streptococcal infection and obsessive-compulsive disorder, Tourette's syndrome, and tic disorder. *Pediatrics* 116 (1): 56–60.

Merkel, W. T., C. A. Pollard, R. L. Wiener a. C. R. Staebler (1993): Perceived parental characteristics of patients with obsessive-compulsive disorder, depression, and panic disorder. *Child Psychiatry and Human Development* 24 (1): 49–57.

Metha, M. (1990): A comparative study of family-based and patient-based behavioural management in obsessive-compulsive disorder. *British Journal of Psychiatry* 157: 133–135.

Micali, N., I. Heyman, M. Perez, K. Hilton, E. Nakatani, C. Turner a. D. Mataix-Cols (2010): Long-term outcomes of obsessive-compulsive disorder: Follow-up of 142 children and adolescents. *British Journal of Psychiatry* 197 (2): 128–134.

Minuchin, S. (1977): Familie und Familientherapie. Freiburg (Lambertus).

Minuchin, S. (1983): Der Aufbau einer therapeutischen Wirklichkeit. In: E. Kaufman u. P. Kaufmann (Hrsg.): Familientherapie bei Alkohol- und Drogenabhängigkeit. Freiburg (Lambertus), S. 20–41.

Minuchin, S. u. C. Fishman (1983): Praxis der strukturellen Familientherapie. Freiburg (Lambertus).

Minuchin, S. u. M. Nichols (1993): Familie. Die Kraft der positiven Bindung. Hilfe und Heilung durch Familientherapie. München (Kindler).

Minuchin, S., M. P. Nichols a. W. Lee (2007): Assessing Families and Couples. From Symptom to System. Boston (Pearson).

Möhler, E. u. F. Resch (2012): Temperament. In: M. Cierpka (Hrsg.): Frühe Kindheit 0–3. Beratung und Psychotherapie für Eltern mit Säuglingen und Kleinkindern. Berlin (Springer), S. 39–55.

Morawetz, A. a. G. Walker (1984): Brief therapy with single-parent families. New York (Brunner/Mazel).

Mowrer, O. H. (1947): On the dual nature of learning: A re-interpretation of »conditioning« and »problem-solving«. *Harvard Educational Review* 17: 102–148.

Myhr, G., D. Sookman a. G. Pinard (2004): Attachment security and parental bonding in adults with obsessive-compulsive disorder: a comparison with depressed outpatients and healthy controls. *Acta Psychiatrica Scandinavica* 109: 447–456.

Nardone, P. (1997): Systemische Kurzzeitherapie bei Zwängen und Phobien. Bern (Hans Huber).

Nardone, G. (2003): Systemische Kurzzeitherapie bei Essstörungen. Bern (Hans Huber).

Nordahl, H. M. a. T. C. Stiles (1997): Perceptions of parental bonding in patients with various personality disorders, lifetime depressive disorders, and healthy controls. *Journal of Personality Disorders* 11: 391–402.

O'Connor, J. (1983): Why can't I get hives: Brief strategic therapy with an obsessional child. *Family Process* 22: 201–209.

O'Connor, J. a. A. Hoorwitz (1988): Imitative and contagious magic in the therapeutic use of rituals with children. In: E. Imber-Black, J. Roberts a. R. Whiting (eds.): Rituals in families and family therapy. New York (Norton), pp. 135–157.

Oerter, R. (2002): Entwicklungspsychologische Grundlagen. In: G. Esser (Hrsg.): Lehrbuch der klinischen Psychologie und Psychotherapie des Kindes- und Jugendalters. Stuttgart (Thieme), S. 2–11.

Omer, H. u. E. Lebowitz (2012): Ängstliche Kinder unterstützen. Die elterliche Ankerfunktion. Göttingen (Vandenhoeck & Ruprecht), 2. Aufl. 2015.

Patterson, J. M. (2002): Understanding family resilience. *Journal of Clinical Psychology* 58 (3): 233–246.

Pediatric OCD Treatment Study (POTS) Team (2004): Cognitive-behavior therapy, sertraline, and their combination for children and adolescents with obsessive-compulsive disorder: the Pediatric OCD Treatment Study (POTS) randomized controlled trial. *Journal of the American Medical Association* 292 (16): 1969–1976.

Piacentini, J., R. L. Bergman, S. Chang, A. Langley, T. Peris, J. J. Wood a. J. McCracken (2011): Controlled comparison of family cognitive behavioral therapy and psychoeducation/relaxation training for child obsessive-compulsive disorder. *Journal of the American Academy of Child Adolescent Psychiatry* 50 (11): 1149–1161.

Pinsof, W. M. (1995): Integrative problem-centered therapy. A synthesis of family, individual, and biological therapies. New York (Basic).

Pinsof, W. M., D. C. Breunlin, W. P. Russell a. J. Lebow (2011): Integrative problem-centered metaframeworks therapy II: Planning, conversing, and reading feedback. *Family Process* 50 (3): 314–336.

Pleyer, K. H. (2001): Systemische Spieltherapie – Kooperationswerkstatt für Eltern und Kinder. In: W. Rotthaus (Hrsg.): Systemische Kinder- und Jugendlichenpsychotherapie. Heidelberg (Carl-Auer), S. 125–159.

Quint, H. (1976): Über die Zwangsneurose. Göttingen (Vandenhoeck & Ruprecht).

Rachman, S. (1980): Emotional processing. *Behaviour Research and Therapy* 18: 51–60.

Radomsky, A. S., R. Shafran, A. E. Coughtrey a. S. Rachman (2010): Cognitive-behavior therapy for compulsive checking in OCD. *Cognitive and Behavioral Practice* 17 (2): 119–131.

Rapoport, J. L., G. Inoff-Germain, M. M. Weissman, S. Greenwald, W. E. Narrow, P. S. Jensen, B. B. Lahey a. G. Canino (2000): Childhood obsessive-compulsive disorder in the NIMH MECA study: Parent versus child identification of cases. Methods for the Epidemiology of Child and Adolescent Mental Disorders. *Journal of Anxiety Disorders* 14 (6): 535–548.

Reich, G. (2008): Familiendynamik und Familientherapie bei Zwangsstörungen. *Praxis der Kinderpsychologie und Kinderpsychotherapie* 57: 486–498.

Reich, G., S. Huhn, C. Wolf-Kussl (1988): Interaktionsmuster bei »zwangsstrukturierten Familien«. *Praxis der Kinderpsychologie und Kinderpsychiatrie* 37: 17–24.

Reich, G., A. Massing u. M. Cierpka (2007): Praxis der psychoanalytischen Familien- und Paartherapie. Stuttgart (Kohlhammer).

Reinecker, H. S. (1991): Zwänge: Diagnose, Theorien und Behandlung. Bern (Hans Huber).

Reinecker, H. S. (2003): Verhaltenstherapie bei Zwangskrankheiten. *Psychotherapie im Dialog* 4 (3): 230–237.

Reiss, D. (1981): The family's construction of reality. Cambridge (Harvard University).

Reiter, L. (1993): Die depressive Konstellation. *Familiendynamik* 18: 302–327.

Renshaw, K. D., G. Steketee a. D. L. Chambless (2005): Involving family members in the treatment of OCD. *Cognitive Behaviour Therapy* 34: 164–175.

Retzlaff, R. (2002): Behandlungstechniken in der systemischen Familientherapie mit Kindern. *Praxis der Kinderpsychologie und Kinderpsychiatrie* 51: 792–810.

Retzlaff, R. (2005): Malen und kreatives Gestalten in der Systemischen Familientherapie. *Praxis der Kinderpsychiatrie und Kinderpsychologie* 54: 19–36.

Retzlaff, R. (2013): Einführung in die systemische Therapie mit Kindern und Jugendlichen. Heidelberg (Carl-Auer).

Retzlaff, R. (2014): Integrative systemische Therapiemodelle. In: T. Levold u. M. Wirsching (Hrsg.): Lehrbuch der systemischen Therapie. Heidelberg (Carl-Auer), S. 90–95.

Retzlaff, R. (2016a): Familien-Stärken. Behinderung, Resilienz und systemische Therapie. Stuttgart (Klett-Cotta).

Retzlaff, R. (2016b): Spiel-Räume. Kinder und Jugendliche im Kontext der systemischen Therapie. Stuttgart (Klett-Cotta).

Retzlaff, R., S. Brazil u. A. Goll-Kopka (2008): Multi-Familientherapie bei Kindern mit Teilleistungsfertigkeiten. *Praxis der Kinderpsychologie und Kinderpsychiatrie* 57: 346–361.

Retzlaff, R., K. von Sydow, S. Beher a. J. Schweitzer (2013): The efficacy of systemic therapy for internalizing and other disorders of childhood and adolescence: A systematic review of 38 randomized trials. *Family Process* 52 (4): 619–52.

Riddle, M. A., L. Scahill, R. King, M. T. Hardin, K. E. Towbin, S. I. Ort, J. F. Leckman a. D. J. Cohen (1990): Obsessive-compulsive disorder in adolescents: Phenomenology and family history. *Journal of the American Academy of Child and Adolescent Psychiatry* 29: 766–772.

Roos, J. (2004): Der frühe Beginn der Zwangsstörung: Familienatmosphäre in der Ursprungsfamilie. Ludwig-Maximilians-Universität München (Diplomarbeit).

Röper, G. (2001): Chronische innere Unsicherheit und ihre Bedeutung für die Entstehung der Zwangsstörung. In: G. Röper, C. V. Hagen u. G. Noam (Hrsg.): Entwicklung und Risiko. Perspektiven einer klinischen Entwicklungspsychologie. Stuttgart (Kohlhammer), S. 286–305.

Rotthaus, W. (2001): Systemische Kinder- und Jugendlichenpsychotherapie. Heidelberg (Carl-Auer).

Rotthaus, W. (2015): Ängste von Kindern und Jugendlichen. Heidelberg (Carl-Auer).

Ruf, G. (2015): Systemische Psychiatrie. Ein ressourcenorientiertes Lehrbuch. Stuttgart (Klett-Cotta).

Salkovskis, P. M. a. J. Harrison (1984): Abnormal and normal obsession: A replication. *Behavior Research and Therapy* 22: 549–552.

Satir, V. (1964): Conjoint family therapy. Palo Alto (Science and Behavior). [dt. (1973): Familienbehandlung. Kommunikation und Beziehung in Theorie, Erleben und Therapie. Freiburg (Lambertus).]

Satir, V. (1980): Selbstwert und Kommunikation. München (Pfeiffer).

Schwartz, R. C. (2007): Systemische Therapie mit der inneren Familie. Heidelberg (Carl-Auer).

Schweitzer, J., S. Beher, K. von Sydow u. R. Retzlaff (2007): Systemische Therapie/Familientherapie. *Psychotherapeutenjournal* 6: 4–9.

Schweitzer, J. u. von Schlippe, A. (2014): Lehrbuch der systemischen Therapie und Beratung II: Das störungsspezifische Wissen. Göttingen (Vandenhoeck & Ruprecht).

Schwidder, W. (1972): Klinik der Neurosen. In: K. P. Kisker, J.-E. Meyer u. M. Müller (Hrsg.): Psychiatrie der Gegenwart Bd. II. Berlin (Springer), S. 351–476.

Segal, L. a. P. Watzlawick (1985): On Window-Shopping or Being a Noncustomer. In: S. B. Coleman (ed.): Failures in Family Therapy. New York (Guilford), pp. 73–90.

Seiffge-Krenke, I. (2007): Psychoanalytische und tiefenpsychologisch fundierte Therapie mit Jugendlichen. Stuttgart (Klett-Cotta), 3. Aufl.

Seligman, M. E. P. (1971): Phobias and preparedness. *Behavior therapy* 2: 307–320.

Sexton, T., K. C. Gordon, A. Gurman, J. Lebow, A. Holtzworth-Munroe a. S. Johnson (2011): Guidelines for classifying evidence-based treatments in couple and family therapy. *Family Process* 50 (3): 377–392.

Shapiro, D. (1991): Neurotische Stile. Göttingen (Vandenhoeck & Ruprecht).

Signer-Fischer, S. (1993): Symbolhandlungen: Ritus oder Zwang? In: S. Mrochen, K.-L. Holtz u. B. Trenkle (Hrsg.): Die Pupille des Bettnässers. Heidelberg (Carl-Auer), S. 164–185.

Simons, M. (2009): Zwangsstörung. Lehrbuch der Verhaltenstherapie. In: S. Schneider u. J. Margraf (Hrsg.): Bd. 3: Störungen im Kindes- und Jugendalter. Berlin (Springer), S. 630–645.

Sluzki, C. E. (1992): Die therapeutische Transformation von Erzählungen. *Familiendynamik* 17: 19–38.

Spinoza, B. (1986): Die Ethik. Stuttgart (Reclam).

Spitczok von Brisinski, I. (1999): Zur Nützlichkeit psychiatrischer Klassifikationen in der systemischen Therapie – DSM, ICD und MAS als Hypothesenkataloge dynamischer Systemkonstellationen. *Zeitschrift für systemische Therapie* 17: 43–51.

Steiner, B. u. I. K. Berg (2005): Lösungsorientierte Kindertherapie. Heidelberg (Carl-Auer).

Steketee, G. (1997): Disability and family burden in obsessive-compulsive disorder. *Canadian Journal of Psychiatry* 42: 919–928.

Steketee, G. a. N. F. Pruyn (1998): Family functioning in OCD. In: R. P. Swinson, M. M. Antony, S. Rachman a. M. A. Richter (eds.): Obsessive-compulsive disorder. Theory, Research and Treatment. New York (Guilford), pp. 120–140.

Stewart, S. E., D. A. Geller, M. Jenike, D. Pauls, D. Shaw, B. Mullin a. S. V. Faraone (2004): Long-term outcome of pediatric obsessive-compulsive disorder: A meta-analysis and qualitative review of the literature. *Acta Psychiatrica Scandinavica* 110 (1): 4–13.

Stewart, E. S., Y. P. Hu, D. M. Hezel, R. Proujansky, A. Lamstein, C. Walsh, E. P. Ben-Joseph, C. Gironda, M. Jenike, D. Geller a. D. L. Pauls (2011): Development and psychometric properties of the OCD family functioning (OFF) scale. *Journal of Family Psychology* 25: 434–443.

Storch, E. A., G. R. Geffken, L. J. Merlo, G. Mann, D. Duke, M. Munson, J. Adkins, K. M. Grabill, T. K. Murphy a. W. K. Goodman (2007): Family-based cognitive-behavioral therapy for pediatric obsessive-compulsive disorder: Comparison of intensive and weekly approaches. *Journal of the American Academy of Child and Adolescent Psychiatry* 46 (4): 469–478.

Streeck-Fischer, A. (1998): Zwangsstörungen im Kindes- und Jugendalter: Neuere psychoanalytische Sichtweisen und Behandlungsansätze. *Praxis der Kinderpsychologie und Kinderpsychiatrie* 47 (2): 81–95.

Thompson-Hollands, J., A. Edson, M. C. Tompson a. J. S. Comer (2014): Family involvement in the psychological treatment of obsessive-compulsive disorder: A meta-analysis. *Journal of Family Psychology* 28 (3): 287–298.

Tominschek, I. u. G. Schiepek (2007): Zwangsstörungen. Göttingen (Hogrefe).

Unnewehr, S., S. Schneider u. J. Margraf (Hrsg.) (1995): Kinder-DIPS. Diagnostisches Interview bei psychischen Störungen im Kindes- und Jugendalter. Berlin (Springer).

Vallensi-Basile, L. A., C. Z. Garrison, K. L. Jackson, J. L. Waller, R. E. McKeown, C. L. Addy a. S. P. Cuffe (1995): Family and psychosocial predictors of obsessive-compulsive disorder in a community sample of young adolescents. *Journal of Child and Family Studies* 4: 193–206.

Van Noppen, B., G. Steketee, B. H. McCorkle a. M. Pato (1997): Group and multifamily behavioral treatment for obsessive-compulsive disorder: A pilot study. *Journal of Anxiety Disorders* 11 (4): 431–446.

Van Noppen, B. (2002): Multifamily Behavioral Treatment (MFBT) for Obsessive-Compulsive Disorder (OCD): A Step-by-Step Model. *Brief Treatment and Crises Intervention* 2 (2): 107–121.

Van Noppen, B. a. G. Steketee (2003): Family Responses and Multifamily Behavioral Treatment for Obsessive-Compulsive Disorder. *Brief Treatment and Crises Intervention* 3 (2): 231–247.

Vaughn, C. E. a. J. Leff (1976): The measurement of expressed emotion in the families of psychiatric patients. *British Journal of Social and Clinical Psychology* 15 (2): 157–165.

Visher, E. B. a. J. Visher (1996): Therapy with stepfamilies. New York (Brunner/Mazel).

Vogt-Hillmann, M. u. W. Burr (Hrsg.) (1999): Kinderleichte Lösungen. Lösungsorientierte kreative Kindertherapie. Dortmund (Modernes Lernen).

Vogt-Hillmann, M. u. W. Burr (Hrsg.) (2005): Lösungen im Jugendstil. Systemisch-lösungsorientierte Kreative Kinder- und Jugendlichentherapie. Dortmund (Modernes Lernen).

Von Schlippe, A. u. J. Schweitzer (2012): Lehrbuch der systemischen Therapie und Beratung: I. Das Grundlagenwissen. Göttingen (Vandenhoeck & Ruprecht), 3. Aufl. 2016.

Von Sydow, K., S. Beher, J. Schweitzer a. R. Retzlaff (2010): The efficacy of systemic therapy with adult patients: A meta-content analysis of 38 randomized controlled trials. *Family Process* 49: 475–485.

Vygotsky, L. S. (1962): Thought and language. New York (Wiley).

Wachtel, E. (1987): Family systems and the individual child. *Journal of Marital and Family Therapy* 13: 15–25.

Walitza, S. (2015): DSM-5 Kommentar: Zwangsstörungen im DSM-5. Was ist neu? *Zeitschrift für Kinder- und Jugendpsychiatrie und Psychotherapie* 42: 121–127.

Walitza, S., S. Brem, T. U. Hauser u. E. Grünblatt (2014): Wie biologisch sind Zwangsstörungen? Genetische Befunde und Bildgebung bei Zwangsstörungen. *Kindheit und Entwicklung* 23 (2): 75–85.

Walsh, F. (1998): Strengthening family resilience. New York (Guilford).

Walsh, F. (2003): Family resilience: A framework for clinical practice. *Family Process* 42: 1–18.

Wampold, B. E. (2001): The great psychotherapy debate. Models, methods, and findings. Mahwah (Lawrence Erlbaum).

Wampold, B. E. (2010): The Basics of Psychotherapy. An Introduction to Theory and Practice. Washington, D.C. (American Psychological Association).

Waters, T. L. a. P. M. Barett (2000): The role of the family in childhood obsessive-compulsive disorder. *Clinical Child and Family Psychology Review* 3: 173–184.

Watzlawick, P. (1983): Anleitung zum Unglücklichsein. München (Piper).

Watzlawick, P., J. Beavin u. D. Jackson (1969): Menschliche Kommunikation. Bern (Hans Huber).

Watzlawick, P., J. Weakland a. R. Fisch (1974): Change: Principles of problem formation and problem resolution. New York (Norton). [dt. (1984): Lösungen. Zur Theorie und Praxis menschlichen Wandels. Bern (Huber).]

Weissman, M. M., R. C. Bland, G. J. Canino, S. Greenwald, H. G. Hwu, C. K. Lee, S. C. Newman, M. A. Oakley-Browne, M. Rubio-Stipec a. P. J. Wickramaratne (1994): The crossnational epidemiology of obsessive-compulsive disorder. *Journal of Clinical Psychiatry* 55 (Suppl.): 5–10.

Welter-Enderlin, R. u. B. Hildenbrand (1996): Systemische Therapie als Begegnung. Stuttgart (Klett-Cotta):

Wewetzer, C., T. Jans, N. Beck, H. Reinecker, K. Klampfl, N. Barth, F. Hahn, H. Remschmidt, B. Herpertz-Dahlmann u. A. Warnke (2003): Interaktion, Familienklima, Erziehungsziele und Erziehungspraktiken in Familien mit einem zwangskranken Kind. *Verhaltenstherapie & Verhaltensmedizin* 13 (1): 10–18.

Wewetzer, C. u. S. Walitza (2005): Kombinierte Therapie hilft kleinen Zwänglern. *MMW – Fortschritte der Medizin* 48: 989–993.

Wewetzer, C. (2010): Zwangsstörungen. In: H. Remschmidt, F. Mattejat u. A. Warnke (Hrsg.): Therapie psychischer Störungen bei Kindern und Jugendlichen. Stuttgart (Thieme), S. 287–295.

Wewetzer, G. u. C. Wewetzer (2012): Zwangsstörungen bei Kindern und Jugendlichen. Göttingen (Hogrefe).

Wewetzer, C. u. F. Petermann (2014): Zwangsstörungen. *Kindheit und Entwicklung* 23(2): 73–74.

Wewetzer, C. u. G. Wewetzer (2014): Therapie der Zwangsstörungen im Kindes- und Jugendalter. *Kindheit und Entwicklung* 23 (2): 102–111.

White, M. u. D. Epston (1990): Die Zähmung der Monster. Heidelberg (Carl-Auer).

Wittchen, H. U., G. B. Nelson a. G. Lachner (1998): Prevalance of mental disorders and psychosocial impairments in adolescents and young adults. *Psychological Medicine* 28: 109–126.

Yang, F. R., S. L. Zhu a. W. F. Luo (2005): Comparative study of solution-focused brief therapy (SFBT) combined with paroxetine in the treatment of obsessive-compulsive disorder [Chin.]. *Chinese Mental Health Journal* 19 (4): 288–290.

Zellmann, H., T. Jans, B. Irblich, U. Hemminger, H. Reinecker, C. Sauer, K. W. Lange, O. Tucha, C. Wewetzer, A. Warnke u. S. Walitza (2008): Der mittelfristige Verlauf von Zwangsstörungen mit Beginn im Kindes- und Jugendalter: Aspekte der psychosozialen Anpassung. *Verhaltenstherapie und Verhaltensmedizin* 29 (3): 336–350.

Zentner, M. R. (1998): Die Wiederentdeckung des Temperaments: Eine Einführung in die Kinder-Temperamentsforschung. Paderborn (Junfermann).

Über den Autor

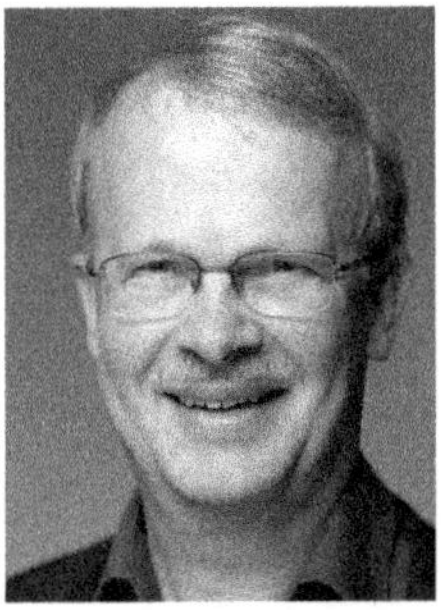

© Konrad Gös

Rüdiger Retzlaff, Dr. sc. hum., Dipl.-Psych.; Psychotherapeut, Kinder- und Jugendpsychotherapeut; Vorstand und Lehrtherapeut am Helm Stierlin Institut, Studienleiter der Approbationsausbildung Systemische Therapie, Leiter der Weiterbildung Systemische Kinder- und Jugendpsychotherapie; Lehrtherapeut für Systemische Therapie und Systemische Therapie mit Kindern und Jugendlichen, Lehrender Supervisor, Lehrender Coach; Supervisor für Psychodynamische Therapie, Verhaltenstherapie und Hypnotherapie; niedergelassen in eigener Praxis in Heidelberg; Ehrenmitglied der Systemischen Gesellschaft (SG); Gutachter für Systemische Therapie bei der Kassenärztlichen Bundesvereinigung. Veröffentlichung u. a.: *Einführung in die systemische Therapie mit Kindern und Jugendlichen* (2013); *Systemische Therapie – Fallkonzeption, Therapieplanung, Antragsverfahren. Ein praktischer Leitfaden* (2. Aufl. 2023).

Kontakt: *www.ruediger-retzlaff.de*